智慧医疗：
医联体手术资源协同调度

王　阳　尹代强　刘海潮　著

本书受到国家自然科学基金项目（批准号：71971172）和西北工业大学精品学术著作培育项目资助出版。

U0263599

科学出版社
北京

内 容 简 介

　　手术室资源的合理分配与优化在帮助医院缩减成本和提高收益方面具有极大作用，是提升医院运营效率的关键。本书基于国家在医疗服务行业推行的政策措施，重点研究复杂约束下的多医院手术室协同调度问题的新模型和算法。在研究内容和研究方法上，本书主要从工业工程角度出发，研究包含手术分配和手术排序的运作层手术室调度问题，采用混合整数规划、随机规划、启发式优化、仿真优化等多种方法，实现手术室、主刀医生、病床等多种关键医疗资源的智能最优化调度。

　　本书可作为高等院校工业工程、管理科学、系统科学、医院管理等专业本科生和研究生的教材，也可作为医院管理人员的参考用书。

图书在版编目（CIP）数据

智慧医疗：医联体手术资源协同调度 / 王阳，尹代强，刘海潮著. —北京：科学出版社，2022.9

ISBN 978-7-03-072414-4

Ⅰ. ①智… Ⅱ. ①王… ②尹… ③刘… Ⅲ. ①医疗卫生服务—研究 Ⅳ. ①R197.1

中国版本图书馆CIP数据核字（2022）第 090465 号

责任编辑：王丹妮 / 责任校对：王晓茜
责任印制：张　伟 / 封面设计：无极书装

科学出版社 出版
北京东黄城根北街 16 号
邮政编码：100717
http://www.sciencep.com
北京盛通数码印刷有限公司 印刷
科学出版社发行　各地新华书店经销

*

2022 年 9 月第 一 版　开本：720×1000　1/16
2023 年 2 月第二次印刷　印张：10 1/2
字数：214 000
定价：116.00 元
（如有印装质量问题，我社负责调换）

前　　言

　　随着我国经济的快速发展，居民生活水平不断提高，健康意识不断增强，对医疗服务的需求也随之迅速增加，医疗资源的供需矛盾日益凸显。总体而言，我国医疗资源存在着总量不足、结构不合理及分布不均衡的问题。为此，国家出台了《"健康中国 2030"规划纲要》、《"十三五"深化医药卫生体制改革规划》和《关于推进医疗联合体建设和发展的指导意见》等一系列政策措施，鼓励医院之间加强协作和资源共享，通过建立分级诊疗制度、建立医疗联合体（以下简称医联体）、发展"互联网+"医疗服务等方式来对医疗资源进行统筹调度、合理分配，以最大限度提升现有资源的利用效率。在医院的医疗服务过程中，手术室管理因涉及多种医疗资源，如器械、医生、病床等，一般处在医院调度和管理的核心位置。此外，手术室既是医院的医疗成本中心，也是医院最重要的收入来源，手术治疗相关服务的收入占比已超过医院总收入的 40%。因此，手术室资源的合理分配和优化在帮助医院缩减成本与提高收益方面具有极大作用，是提升医院运营效率的关键。

　　本书依托国家在医疗服务行业出台的政策措施，面向国家重大需求和人民生命健康，从单医院手术室调度出发，拓展到多医院手术室协同调度，以及医院间的手术转诊优化研究，可以为医院管理人员在统筹调配多家医院的手术室、医生和病床资源时提供决策支持方案，使得这些关键医疗资源的利用效率得到显著提升，缓解我国医疗资源供需矛盾，实现医院、医生和患者三方共赢。

　　在研究内容和研究方法上，本书主要从工业工程的角度出发，研究包含手术分配和手术排序的运作层手术室调度问题，采用包括混合整数规划、随机规划、启发式优化、仿真优化等方法，实现多种手术室资源的智能最优化调度。研究中除了考虑医生、手术室、病床等关键资源外，还包含病人手术时长和恢复时长的不确定性，研究场景既涉及单家医院的独立调度，也涉及多家医院之间的协同调度。具体而言，本书总结了近年来手术室调度问题的研究现状，并根据当前中国面临的医疗问题特点，分别提出了确定性情境下的单医院手术室集成调度问题，以及确定性情境与不确定情境下的多医院手术室协同调度问题。各研究问题的求解思路具有相似性：首先，分析所研究问题与经典调度问题之间的联系，总结所研究问题的性质特点；其次，根据其性质特点建立数学模型，并提出快速枚举构造算法、多算子驱动禁忌搜索算法、数学启发式算法和仿真优化算法等求解方法；最后，设计并开展多种实验来验证数学模型和求解方法的有效性。

本书共分 6 章。第 1 章首先介绍了典型的医药卫生体制，其次从不确定性因素、分类方式、优化目标、数学模型和求解方法等方面梳理和总结了手术室调度问题的研究现状。后续章节逐层递进，从单医院手术室调度、多医院手术室调度和考虑不确定性因素的多医院手术室调度逐步对手术室调度问题进行建模和求解研究。第 2 章介绍了一种单医院手术室调度问题的建模和求解方法，建模时重点考虑病人对主刀医生和手术日期的偏好，求解时提出了一种快速枚举构造算法。

随后，为了适应我国现实需要以及丰富手术室调度领域的研究，本书将研究问题从单医院手术室调度拓展到多医院手术室调度。第 3 章面向医联体政策下的多医院手术室协同调度管理模式，重点考虑手术室和病床两种关键资源，提出手术室协同调度模型，设计多算子驱动禁忌搜索算法，联合采用多种具有互补特性的邻域算子来提升算法的搜索效率，然后通过实验测试比较了协同模型和分散调度模型的优劣，并分析了通用求解器 Gurobi 和多算子驱动禁忌搜索算法的性能。第 4 章依据我国近年来推行的医联体政策和医师多点执业政策，基于分解优化的思想提出了双层优化模型，该模型由上层多医院多日手术分配和下层单医院单日手术排序两个子问题构成。该章提出了一个以求解器 Gurobi 为核心的数学启发式算法——局部分支驱动的迭代局部搜索算法来提高双层优化模型的效率，并通过实验验证了模型和算法的求解效率。

最后，考虑到不确定性因素对手术调度方案的重要影响，为了增加研究成果在现实场景中应用的可行性，本书研究了考虑不确定性因素的多医院手术室调度问题的建模和求解方法。第 5 章在第 4 章的基础上进一步考虑了手术时长和术后恢复时长的不确定性，采用随机规划方法构建了随机双层优化模型，并设计了结合仿真技术和优化方法的蒙特卡洛优化算法。第 6 章结合我国分级诊疗制度的试行现状，基于仿真优化技术，提出了一种调度医院单个科室手术病人的医联体双向转诊模型。该模型假设医联体由一家上级医院和三家下级医院组成，通过应用基层首诊和双向转诊策略，达到了提高医联体系统整体资源利用率的目的。本书可作为高等院校工业工程、管理科学、系统科学、医院管理等专业本科生、研究生的教材，也可作为医院管理人员的参考用书。受作者水平所限，书中难免存在不足之处，敬请广大读者批评指正。

目　　录

第1章 绪 论

医疗服务行业的建设与发展事关人民健康，不仅需要从国家层面根据现实情况出台相关政策，建立和完善适合中国国情的医药卫生体制，也需要在医院的实际运作过程中对各类医疗资源进行科学管理，提高有限医疗资源的利用效率。在医院提供的医疗服务中，手术治疗涉及大量环节和多种资源，其重要性不可忽视，如何提高手术室部门的运作效率不仅是医院管理者关心的重要问题，也是学术界广泛关注的问题。本章首先介绍了较为典型的医药卫生体制，其次着眼于手术室调度问题的相关文献，梳理了手术室运作流程和涉及的人力、物力资源，从不确定性因素类型、问题分类方式、优化目标、数学模型和求解方法五个方面对相关研究进行了总结，最后对手术室调度问题未来的研究方向进行了展望。

1.1 典型医药卫生体制简介

从古至今，健康一直是全人类的追求，国家对健康事业的重视程度和人民健康水平是衡量一个国家发展程度的重要指标，如何从本国政治、经济、文化和社会等方面的基本国情出发建立成熟的医药卫生体制，是各个国家均面临的世界性难题。人民健康状况改善、卫生系统反应性、卫生系统公平性、医疗服务可及性、医疗服务质量、医疗服务效率和医疗服务可负担性是评价医药卫生体制实施效果的重要指标，也是世界各国医药卫生体制不断改进和完善的方向。

1.1.1 英国医药卫生体制简介

经过长时间的探索，欧美发达国家已经形成了较为完善的医药卫生体制。英国采用的是政府主导型医药卫生体制，通过建立于 1948 年的国家医疗服务体系（national health service，NHS）来管理英国全体公民的医疗保健事务。NHS 为公民提供三个层次的医疗服务，即由社区医院全科医生提供的初级医疗保健服务，以及由二级和三级医院专科医生提供的专业医疗服务。

全科医生是经全科医学专业培训，为个人、家庭和社区提供持续性、综合性医疗保健服务的医疗人才，其职责包括开展一般常见病、多发病、慢性病的护理与诊疗，以及提供家庭医疗服务、社区现场应急救护、转诊服务、康复医疗服务等。全科医生在英国医生中占比较大，承担着医疗系统"守门人"的职责，每一位公民都需要选择一名全科医生作为自己的家庭医生。除了急诊之外，患者就诊时需要到所签约的家庭医生处接受检查，不能直接前往二级或者三级医院。全科医生不仅能为症状轻微的患者提供有效治疗，还能告知疑难重症患者应该去哪个专科就诊并出具转诊推荐信，这样不仅减轻了专科医生的接诊负担，避免了患者因选错科室而延误治疗，还能让二级或者三级医院的优质医疗资源专注于服务疑难重症患者。

英国实施了全民医疗保险制度，英国公民可以免费获得绝大部分的医疗服务，英国政府通过财政拨款承担了约 80%的卫生总费用。英国采用的政府主导型医药卫生体制极大地减少了需要公民自己承担的医疗服务费用，有效避免了过度医疗问题的发生，表现出高公平性和高福利性的特点，但是也存在着政府承担费用压力过大、医疗服务效率低下、创新不足等问题。在意识到这些问题之后，英国政府持续不断地进行改革，通过引入市场竞争机制提高了医疗服务质量，通过引入私人资本缓解了政府财政负担。具体措施如下：实施私人筹资计划政策，私人投资方在投资建造公立医院后可以获得一定期限内的医院建筑物产权，在此期限内医院需向私人投资方支付费用；引入质量与结果付费机制，将医生的部分收入与其医疗服务质量挂钩；打破原有分区就诊制度，允许公民自由选择全科医生，允许各医疗主体平等竞争 NHS 基金。

1.1.2　美国医药卫生体制简介

美国的医药卫生体制呈现出高度市场化的特点，在医疗保险上表现尤为突出。美国联邦政府和州政府仅为特殊群体提供公共医疗保险，没有覆盖全体公民，所提供的公共医疗保险主要有服务老年人和残障人士的医疗照顾保险、服务低收入群体的医疗援助保险、服务儿童的儿童医疗保险（state children's health insurance program，SCHIP）。这些公共医疗保险极大地缓解了参保人的自费压力，保障了弱势群体平等地享有获得医疗服务的权利。与公共医疗保险相比，私人医疗保险在医疗保险中的占比超过 60%，主要的私人保险有健康维护组织（health maintenance organization，HMO）保险、优选医疗机构（preferred provider organization，PPO）保险、定点服务组织（point of service，POS）保险。

美国的医疗卫生系统没有对医生和医院划分等级，不论是社区医院还是大型医学中心的医生，他们对相同疾病的治疗流程和治疗结果没有太大的差异。大型医学中心的优势在于能够不断研发先进的医疗技术，更加擅长处理复杂的疑难病症。与英国相似，医生从类别上可以分为家庭医生（即全科医生）和专科医生，家庭医生承担着医疗卫生系统"守门人"的重任，能够治疗普通常见病、多发病和慢性病，同时负责将重大疾病和疑难病症患者转诊给专科医生。

所购买医疗保险的类型是影响美国公民就诊时选择医生和医院最重要的因素，每种保险都有由指定的医生和医院组成的保险覆盖网络。在私人保险中，HMO 保险要求患者首先到家庭医生处就诊，转诊需要由家庭医生推荐，且只能在保险覆盖网络内选择医疗机构进行转诊。PPO 保险不要求患者通过家庭医生转诊，可以直接到专科医生处就诊，且在保险公司同意下可以选择保险覆盖网络外的医疗机构就诊，只是医疗费用的报销比例会降低。相比之下，购买 PPO 保险需要支付更高的保费，但是在就诊医生和医院的选择上更加灵活。

围绕医生与医疗机构形成的供方体系和商业化运作模式，使得美国的卫生总费用逐年攀升。医生和医疗机构为了赚取更多的利润，不断提高检查、诊断、住院以及使用先进技术和设备的费用，甚至为患者提供不必要的医疗服务。美国在 2018 年的卫生总费用约 3.6 万亿美元，在国内生产总值中的占比达到 17.7%，人均医疗费用达到 11 172 美元，居于世界第一位。对于美国公民而言，医疗费用的增加直接导致了保险费用的增加，其增长幅度甚至远远超过了职工收入的增长，这使得部分美国公民放弃购买医疗保险。2018 年美国的医疗保险覆盖率为 90.6%，也就是说，有 3 000 多万美国公民没有购买医疗保险。在购买医疗保险的美国公民中，也有一部分人只选择了最低标准的医疗保险，很多医疗项目都需要自费。从医疗服务公平性和医疗服务可负担性两个方面来看，美国的医药卫生体制还需要进一步改革和完善。当然，其高度市场化的特点有效地推动了医药卫生领域的新技术、新设备和新药品的快速研发和应用，因此美国的医疗服务质量一直位于世界前列，美国也是全球最大的医疗器械和药品销售市场。

1.1.3　中国医药卫生体制简介

中华人民共和国成立以来，国家不断探索着符合中国国情的医药卫生体制建设之路。1978 年 12 月召开的十一届三中全会开启了改革开放之路，党和国家的工作重心转变为以经济建设为中心。在此影响下，医疗服务行业也发生了深刻的变化。私人资本的进入打破了医疗机构单一公有制的格局，医疗服务逐渐趋于商品化和市场化，医疗服务的公益性逐渐淡化。为了追求更高的经济效益，医疗机构之间的关系由分工协作转变为了市场竞争。此时我国的医疗服务行业与美国境况相似，呈现出高度市场化的特点，医护人员素质和医疗技术水平不断提高，医疗机构和医疗资源的数量不断增加。

随着经济的快速发展，人民生活水平不断提高，健康意识不断增强，对医疗服务的需求也随之迅速增加，医疗资源的供需矛盾日益凸显。总体而言，我国医疗资源存在着总量不足、结构不合理及分布不均衡的问题，由此引发的百姓"看病难、看病贵"等问题给医疗服务行业的稳定与发展带来了巨大的挑战。为解决医药卫生体制不断暴露出的问题，实现人人享有基本医疗卫生服务的目标，中共中央、国务院于2009年发布了《关于深化医药卫生体制改革的意见》，明确了医疗卫生服务体系的公益性原则和基本医疗服务的公共产品属性，确立了政府在提供公共卫生和基本医疗服务中的主导地位，新一轮医药卫生体制改革（以下简称新医改）拉开序幕。

由于医疗服务具有信息不对称性、不可选择性、弱可替代性等特殊属性，不仅需要政府发挥其主导作用来保障卫生系统的公平性，让民众都能够享有并且负担得起医疗服务，同时还需要通过市场竞争机制来提高医疗服务的质量和效率。此次新医改中，我国医药卫生体制总结各国经验、吸取历史教训，坚持公平与效率统一，既加强政府在制度、规划、筹资、服务和监督等方面的主导职责，又注重发挥市场机制作用，以提高医疗服务行业的运行效率、服务水平和质量。

随着新医改工作的不断深化，改革内容逐渐明确，改革方向不断修正。"十三五"期间，建立分级诊疗制度、现代医院管理制度、全民医保制度、药品供应保障制度和综合监管制度五项基本医疗卫生制度成为新医改全面深化的重要内容。为此，国务院办公厅先后推出了《关于推进分级诊疗制度建设的指导意见》、《"健康中国2030"规划纲要》、《关于推进医疗联合体建设和发展的指导意见》和《关于促进"互联网+医疗健康"发展的意见》等一系列政策措施，指导建立分级诊疗制度、开展家庭医生签约服务、建设医联体、发展"互联网+"医疗服务等工作的有序开展，不断建立和完善适合中国国情的医药卫生体制。

自新医改实施以来，百姓"看病难、看病贵"问题得到了有效缓解，但是很多新的问题暴露了出来，如医保患者承担的费用比例较高、大医院人满为患而小医院门可罗雀、医患关系紧张等。为此，建立和完善分级诊疗制度成为新医改的首要任务，对于调整医疗资源结构和分布、缓解医疗资源供需不平衡具有战略性意义。分级诊疗制度就是按照疾病的轻重缓急和治疗的难易程度进行分级，通过基层首诊和双向转诊让不同级别的医疗机构分工协作、联动协同，承担不同疾病的治疗任务。在英国和美国等发达国家的医药卫生体制中，分级诊疗的思想同样贯穿其中。

1.2 手术室运作流程

除了需要国家在宏观政策层面进行规划改革外，解决医疗服务行业中出现的各类问题也需要医院在实际运作过程中做出努力，如对各类医疗资源进行科学管理，采用有效的运作管理和优化调度策略，提高医院内部有限医疗资源的利用效率[1]。以手术室部门为例，由经验丰富的护士进行人工调度仍然是医院制订手术调度方案的主要手段，即使是一些大型综合性医疗机构也只是采用简单的信息系统辅助支持，缺乏科学的优化调度方法和技术。从市场竞争的角度来看，随着医药卫生体制改革的不断深化和对医疗资源需求的增加，面临行业竞争压力的各家医院也需要通过更加科学的资源管理策略和方法来降低成本、提高运营效率和服务质量，以获得竞争优势。

1.2.1 手术室调度问题的特点

在医院提供的医疗服务中，手术治疗的重要性不可忽视，围绕手术治疗开展的各类术前和术后活动大约会涉及医院 70%的部门，由此产生的收益超过了医院总收入的 40%[2, 3]。同时，手术室是医院资源最密集的核心部门，不仅需要严格管理医生、护士、麻醉师等医护人员，还涉及多种精密医疗器械的采购与维护，是医院的成本中心。因此，手术室资源的合理分配和优化是医院缩减成本与增加收入的有效途径，也是提高医院运营效率的关键。从病人的角度来看，手术治疗具有费用高及等待和恢复时间长等特点，手术成功与否直接关系到病人的健康状况乃至生命安全状况，因此手术治疗过程中医患矛盾时有发生。如何为病人提供及时、有效的手术治疗，是提升医院服务质量和病人满意度的关键。

手术室调度问题是一个复杂的多资源、多目标的组合优化问题，不仅涉及医生、护士、麻醉师等人力资源和手术室、病床、手术器械及设备等物力资源的合理配置，还涉及平衡医院管理者、病人和医护人员三方的利益。不同利益相关者利益诉求的冲突，使得手术室调度问题比邮递员问题、背包问题和车辆路由问题等经典的组合优化问题更加复杂。此外，手术治疗过程中还存在着许多不确定性因素，如手术时长、急诊病人到达和术后恢复时长等[4]，它们将影响手术室调度问题的建模难度和求解方法。为了降低问题的建模难度和求解的复杂度，一些学者忽略不确定性因素的影响，针对确定性手术室调度问题展开了研究，但是所构建的数学模型难以在现实场景中直接得到应用。为了增加研究成果的实践转化率，学者们越来越重视对不确定性因素下手术室调度问题的研究，相关文献的数量逐年增加。考虑不确定性因素的手术室调度与确定性手术室调度相比，在建模和求解方面均存在一定的差异。

1.2.2　手术室运作流程简介

手术室管理的本质是对手术治疗所涉及的人力资源和物力资源进行有效调度，而确定手术病人数量和类型是合理配置手术室资源的基础。通常情况下，病人就诊时需要挂号预约并选择医生，目前国内许多医院都已经实现了网上挂号预约功能，与直接去医院挂号相比极大地减少了排队等待的时间。待病人到医生处就诊后，医生将根据病人病情的严重程度采取相应的治疗措施。若病人需要进行手术治疗，则由其主治医生向所在科室提出手术申请，并由科室副主任医师或主任医师进行手术审核。手术根据其技术难度、复杂性和风险程度划分为不同级别。相应地，根据是否具备开展相应级别手术的能力，医生也被划分为不同级别，且医生只能开展其所属等级及以下级别的手术，不允许独立开展更高级别的手术。当手术审核时，需要根据相关国家政策和医院条例判断主治医生是否具备执行所申请手术的资格。若审核通过，则一般由主治医生作为病人手术的主刀医生，否则需要为病人安排其他具备资格的主刀医生。审核结束后，手术申请将被提交给手术室部门，由该部门统一为病人制订手术排班方案。接下来病人需要等待入院通知，手术室护士将根据手术排班方案通知病人办理入院手续，病人手术治疗将依据手术排班方案依次开展。

手术室运作流程包含病人入院等待手术直至病人康复离开医院的全过程。如图 1.1 所示，手术室运作流程可以划分为三个阶段，即手术准备阶段、手术执行阶段和术后恢复阶段[5, 6]。手术准备阶段通常在麻醉准备室内完成，涉及的关键医疗资源有护士、麻醉师和病床。护士的职责包括病人信息核对、健康宣教、病人体征监测及协助麻醉师完成病人麻醉。麻醉师的职责是按照手术要求对病人进行局部或者全身麻醉。如果医院没有设立专门的麻醉准备室，则病人麻醉将在手术室内完成。手术执行阶段所在场所为手术室，涉及的关键医疗资源有主刀医生、护士、手术器械和设备。护士的职责为做好手术准备（包括摆放病人体位、整理器械台、协助主刀医生穿衣等）、配合主刀医生开展手术及完成术后手术器械和设备整理工作。主刀医生的主要工作是对病人进行手术治疗。手术完成后，需要对手术室进行全方位的清理和消毒，然后才能接待下一位手术病人[7]。与术后恢复阶段相关的场所有麻醉恢复室（post-anesthesia care units，PACU）、重症监护室（intensive care units，ICU）和普通病房，涉及的关键医疗资源有上述三个场所的病床和护士。病人离开手术室后，通常需转入麻醉恢复室进行麻醉苏醒。随后，门诊病人等到病情稳定后可以直接离开医院，病情较轻的住院病人将直接转送到普通病房进行恢复，而病情不稳定或者病情危重的住院病人通常在离开手术室后直接转入重症监护室进行监护和治疗，待到病情稳定后转入普通病房进行恢复。在手术治疗过程中，不同医疗资源的占用和释放情况各有差异，当主刀医生做完手术后医生资源将被释放，当病人离开手术室时手术室资源将被释放，而普通病房的病床资源需要病人康复出院后才能得以释放。

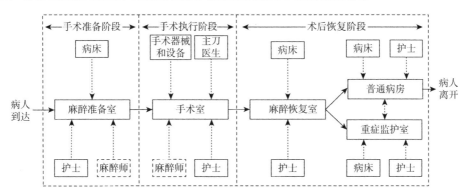

图 1.1　手术室运作流程

学者们在对手术室调度问题进行研究时，最初只是重点关注了手术室开放时间、医生和护士数量等关键医疗资源能否满足手术需求，并重点对这些资源进行了调度。此后，医疗技术的发展使得疾病的治疗方式越来越规范化，医疗器械和设备的种类也越来越丰富，学者们在调度时逐渐开始考虑各类手术所需特殊器械和设备的约束限制。同时，随着手术室运作流程的规范化，手术治疗涉及的各个部门的职责越来越明确，麻醉准备室、麻醉恢复室和普通病房等手术室上下游部门的资源限制对手术室运作效率的影响也得到了学者们的重视。

在手术室调度问题的相关文献中，学者们考虑的人力资源主要有医生[8~10]、麻醉师[11~13]和护士[3, 11, 14, 15]，考虑的物力资源主要有手术室、病床[10, 16, 17]、手术器械和设备[18~20]。例如，Al Hasan 等以一家医院的骨科作为研究对象，重点考虑了与手术器械消毒相关的约束[18]。Latorre-Núñez 等将手术分配调度问题看成一个多资源的混合流水车间作业调度问题，考虑了手术执行阶段的医生、手术室、设备和术后恢复阶段的麻醉恢复病床限制[19]。Erdem 等在建模时增加了关于手术团队和麻醉恢复病床的约束[21]。Vali-Siar 等研究了多阶段多资源的手术室计划与调度问题，同时制定了关于医生、护士、麻醉师、手术室、病床（在麻醉准备室、麻醉恢复室、重症监护室和普通病房均被使用）和手术设备资源的约束条件[22]。

1.3　手术室调度问题中的不确定性因素

不确定性是手术治疗的固有特性，其来源与手术室运作流程中涉及的人力和物力资源息息相关，被学者们广泛研究的不确定性因素有手术时长的不确定性、急诊病人到达的不确定性和术后恢复时长的不确定性。不确定性因素的存在往往导致制订的手术调度方案无法按预定计划正常执行，因此医院管理者在制订手术调度方案时不得不在方案的预期目标和对不确定性的应对能力之间进行权衡。

1.3.1　手术时长的不确定性

狭义的手术时长是指手术执行阶段中有主刀医生参与的手术时间，而广义的手术时长还包括了手术执行阶段中的手术准备、病人麻醉（如果在手术室内进行）和术后清理的耗时。由于这些活动都在手术室内无中断地依次完成，学者们若没有深入地区分各项活动所涉及的资源，通常采用广义的手术时长[23]。医生对病情诊断的准确性、病人自身条件、麻醉师和主刀医生的水平、是否出现意外情况等因素都会影响手术时长的预测，而这些因素的度量往往存在较大不确定性，导致手术时长的预测值和实际值存在一定偏差。在手术调度方案的执行过程中，手术时长实际值如果比预测值短将导致手术室空闲，反之则会导致后续手术推迟甚至手术室加班。

在文献中，学者们关注最多的不确定性因素是手术时长的不确定性，通常使用两种方式来处理现实场景中手术时长的不确定性。一种方式是给出手术时长的概率分布，如对数正态分布[3, 17, 24~31]、正态分布[2, 32, 33]、均匀分布[14, 34~36]、伽马分布[33]、连续 Phase-Type 分布[37]和经验分布[38, 39]，其中对数正态分布使用最为广泛。另一种方式是使用参数区间或者离散值来限定手术时长的取值范围[11, 13, 16, 18, 40]。

1.3.2　急诊病人到达的不确定性

根据病情的紧急程度可以将手术病人划分为择期病人和急诊病人。择期病人的病情较为稳定，可以开展手术的时间窗口较长，能够提前一段时间对其进行计划和调度[41]。急诊病人的病情较为紧急，甚至已经威胁到生命安全，可以开展手术的时间窗口较短，需要在病人入院后短时间内进行手术[35]。

对于急诊病人而言，国内医疗机构一般还会根据急诊病人病情的严重程度分为四个等级：1 级病人为濒危病人，其病情可能随时威胁到自身生命安全，需要急诊科立即采取措施进行抢救；2 级病人为危重病人，其病情可能在短时间内发展为 1 级，或者可能导致严重残疾，需要急诊科尽快接诊，及时采取相应治疗措施；3 级病人为急症病人，其病情不会在短时间内危及自身生命或者严重致残，只需在一定时间内进行治疗即可；4 级病人为非急症病人，没有急性发病症状。若病人病情复杂，在治疗过程中所需急诊医疗资源数量较多，可以酌情提升病人的病情等级。

值得注意的是，医疗机构进行病情分级针对的是急诊科接诊的急诊病人，并不代表这些病人都需要接受紧急治疗，其中 3 级和 4 级病人的紧急程度相对较低，在后续的治疗过程中可以视为择期病人。文献中提及的急诊病人主要是指 1 级和 2 级病人，一些国外学者通常根据急诊病人允许的手术等待时长，将其划分为 Emergency 病人和 Urgency 病人，其中，Emergency 病人需要在 1 天之内（甚至 1~2 个小时）开始手术，而 Urgency 病人还可以安全地等待 1~2 天。相比于手术时长的不确定性，考虑急诊病人到达不确定性的文献相对较少，大多数学者在研究中没有区分这两类病人，或者仅研究了紧急程度更高的 Emergency 病人。从处理急诊病人到达不确定性的方式来看，学者们通常假设急诊病人的到达过程服从泊松分布[26, 29, 31, 42~44]。

急诊病人到达具有不可预测性，并且会严重扰乱医院已制订的手术调度方案。为了应对急诊病人到达，医院主要有以下两种策略可以选择。

（1）柔性策略，即让择期病人和急诊病人共用手术室，在制订手术调度方案时为急诊病人预留一部分手术室资源，当急诊病人到达时，将其安排到最早可用的手术室内进行手术。

（2）专用策略，即设立专门的急诊手术室用以服务急诊病人，当急诊病人到达时，只能选择急诊手术室进行手术。

柔性策略更加灵活，可以避免没有急诊病人到达造成的急诊手术室资源浪费，且当多位急诊病人在短时间内到达时，采用柔性策略更容易快速为他们安排手术室，但是当采用柔性策略时，急诊病人的插入将会影响已制订的择期病人的手术调度方案，导致一些择期手术被推迟或取消。

采用专用策略意味着将择期病人和急诊病人分开进行调度，能够有效避免上述情况的发生，但是当采用专用策略时，医院管理者需要决策急诊手术室的开放数量，数量过多将导致手术室资源的利用率不高，数量太少则会导致短时间内多个急诊病人到达时发生拥堵。

在手术室调度问题的相关文献中，当考虑急诊病人到达时，学者们普遍采用柔性策略，Wullink 等通过离散事件仿真发现，与设立专门的急诊手术室相比，在择期手术室中为急诊病人预留手术能力可以减少急诊病人的等待时间[45]。值得注意的是，也有学者结合柔性策略和专用策略的优势提出了混合策略，混合策略是指将部分手术室专用于服务择期或者急诊病人，而其他手术室则由两类病人共用。Ferrand 等[46]、Duma 和 Aringhieri[47]研究了使用混合策略的调度效果，发现使用该策略来管理择期病人和急诊病人要比使用柔性策略或者专用策略效果更好。

1.3.3　术后恢复时长的不确定性

随着对手术室调度问题的深入研究，学者们发现手术室上下游部门的资源数量同样会对手术室的运作效率产生重大影响。目前，学者们主要对术后恢复阶段相关场所（包括麻醉恢复室、重症监护室和普通病房）的病床资源展开了研究。从手术室运作流程不难看出，如果麻醉恢复室无可用病床，则病人需要在手术室内完成麻醉苏醒，这将导致后续手术的开始时间推迟。如果病房无可用病床，则住院病人不能开始手术。

与手术时长类似，病人在麻醉恢复室、重症监护室和普通病房三个场所的恢复时长同样难以准确预测，学者们通常假设恢复时长服从均匀分布[42, 48]和对数正态分布[10, 22, 28, 49]，或者根据真实数据样本来获取恢复时长的经验分布[17, 50~52]。

1.3.4　其他不确定性因素

除了手术时长的不确定性、急诊病人到达的不确定性和术后恢复时长的不确定性外，一些学者还研究了其他类型的不确定性因素。不确定性因素的产生与研究中考虑的资源种类和病人类型息息相关，与麻醉师相关的不确定性有麻醉时长的不确定性，与护士相关的有护士能力的不确定性，当病人手术前病情变化或病人未能按时到达医院时会产生手术取消的不确定性。术后清理耗时受到手术类型和手术次序的影响，因此有学者研究了术后清理时长的不确定性，若在规划周期内安排新到达的择期病人，需要考虑新病人到达的不确定性。Yahia 等在研究病例组合问题时同时考虑了手术时长、术后恢复时长、手术需求和护士能力的不确定性[3]。Gul 假设手术时长和周转时长具有不确定性，研究了周转团队（负责术后清理工作）的数量限制对手术室调度的影响[30]。Range 等在为滚动时间周期内的病人分配医生和手术日期时考虑了新病人的随机到达，提出了两种病人分配策略，并比较了它们与先到先服务策略的优劣[32]。Pang 等希望从医院管理者和病人的角度优化调度成本，考虑了手术时长和手术取消的不确定性[53]。

1.4 手术室调度问题的分类方式

从不同的角度切入，可以进一步细分手术室调度问题，从而了解不同学者的研究内容和研究特点。除了经典的基于决策层次的分类方式外，本节还将介绍一种基于决策内容的分类方式。

1.4.1 基于决策层次的分类方式

基于手术室调度问题的决策层次，学者们一般将其划分到战略层、战术层和运作层[54]。

战略层手术室调度问题一般基于医院历史数据来预测各个科室未来的手术需求并据此为各个科室分配手术室，以提升医疗资源的利用效率或确定各个科室的预算分配，其规划周期通常为 6 个月至 1 年。战略层手术室调度问题可以进一步细分为能力规划问题、能力分配问题和病例组合问题。

战术层手术室调度问题也被称为主手术调度问题，其目的是根据每个科室或者医生的实际需求分配相应的手术室开放时间，规划周期通常为 1 个月至 1 个季度。在三个决策层次中，战术层手术室调度问题处于承上启下的位置，其决策内容以战略层手术室调度问题的调度结果为基础，同时也是运作层手术室调度问题的决策依据。有时，学者们在战术层手术室调度问题中还会考虑术前准备阶段的麻醉师资源和术后恢复阶段的病床资源，以保证为各个科室分配的手术室开放时间的合理性。

运作层手术室调度问题也被称为手术调度问题或者病人调度问题，其研究目标是为病人分配具体的手术日期、手术开始时间和手术室，规划周期通常为 1 天至 1 周。鉴于运作层手术室调度问题的复杂性，学者们通常将其分解为两个子问题来研究，即手术分配问题和手术排序问题。手术分配问题是指为手术等待列表中的手术病人分配具体的手术日期和手术室，手术排序问题则是确定每天每间手术室中分配的手术病人的手术次序。虽然将运作层手术室调度问题分解后能够大大降低问题的复杂性，但是手术分配问题和手术排序问题联系紧密，相互影响，也有学者将手术分配问题和手术排序问题整合成一个集成调度问题来进行研究。

基于决策层次的分类方式虽然使用广泛，且能够较为准确地反映文献的研究范围，但也存在以下不足。

（1）各个决策层次之间缺乏清晰的界定，有的研究涉及多个决策层次，难以归类。

（2）手术室调度问题的求解难度与决策内容和约束息息相关，基于决策层次的分类方式不能直观地反映文献的决策内容，也难以体现其研究难点和创新。

特别是在运作层手术室调度问题中，由于涉及的手术室资源的种类多样，学者们构建的手术室调度模型各有特点，单纯地将这些模型归类为运作层手术室调度问题或者手术分配问题和手术排序问题都过于粗略。为此，1.4.2 节将介绍另一种基于决策内容的分类方式。

1.4.2　基于决策内容的分类方式

由于学者们在研究手术室调度问题时更关注战术层和运作层，故本节基于 Samudra 等的分类方法，提出了一种从决策内容的角度对战术层和运作层手术室调度问题进行分类的思路，考虑的分类指标包括手术日期、手术室、手术开始时间、手术室能力和手术室开放数量[55]。这种分类方式可以较为直观地反映文献的研究内容和研究特点。

若文献的决策内容为病人所在手术室和手术开始时间，则学者们实际上是对单日手术室调度问题展开了研究。由于不确定性因素对手术调度方案的影响会随着规划周期的延长而不断累积，一些学者在研究不确定性手术室调度问题时只构建了单日手术室调度模型[8, 16, 56]。对于手术开始时间而言，除了通过直接决策得到外[2, 10, 11, 18, 30, 57]，还可以通过确定手术室内病人的手术次序来间接获得[35, 42, 58~60]。这两种方式均有着各自的优缺点。直接决策手术开始时间可以有效地指导医护人员提前做好手术准备工作，保证手术室使用的连贯性，但是急诊病人到达和手术时长波动都会扰乱手术调度方案，导致手术实际开始时间与计划开始时间的不一致。通过手术次序来获得手术开始时间的前提假设是手术连续进行，即两台手术之间没有等待间隔。在现实场景中，当某种手术资源（如麻醉师、医生等）需要在多间手术室内使用时，可能发生的资源冲突将导致一些手术必须等待所需资源释放后才能进行，也就意味着一间手术室内的手术并不总是能够无间隔地连续进行，这是手术次序无法反映的信息。同时，主刀医生除了手术任务之外，通常还承担着门诊、科研和教学等其他任务，只知道手术次序不利于医生规划和分配各项任务的时间。Khaniyev 等假设下一天所要完成的手术及手术次序已知，研究了在手术时长不确定的情况下如何为单日单手术室中每台手术分配手术时间段的问题[2]。Rath 等重点关注了手术室和麻醉师两种关键资源，为了优化每日资源使用和加班成本，构建了两阶段随机规划模型来为病人分配手术室和麻醉师，并确定两种资源的使用次序[13]。Silva 和 de Souza 研究了单日择期病人和非择期病人调度问题，将一天划分为多个决策阶段，在每个决策阶段需要制定以下决策：①接受或者拒绝新到达的急诊病人；②是否重调度尚未开始的手术；③是否取消某些尚未开始的手术[35]。

多日手术室调度在单日调度的基础上增加了关于手术日期的决策，问题的求解难度更高。有的学者关注手术室能力能否满足所分配的手术病人，只决策了病人的手术日期和手术室[29, 34, 61~63]。有的学者更重视手术室的具体排班情况，同时决策了病人的手术日期、手术室和手术开始时间[18, 21, 43, 57, 64]。Jebali 和 Diabat 在研究手术室调度问题时考虑了病床资源，制订的手术调度方案包括病人手术日期、手术室和使用病床的信息[17]。Zhang 等为规划周期内的病人分配手术日期和手术室构建了随机规划模型，以帮助风险厌恶型管理者减少加班时间[61]。Heydari 和 Soudi 同时对择期病人和急诊病人进行调度，构建了两阶段随机规划模型来获得具有鲁棒性和稳定性的手术调度方案，模型决策内容包括为病人分配手术日期和手术室，以及确定手术开始时间[65]。

手术室能力即手术室正常开放时间的总和。当医院使用分块式策略时，需要在战术层决策各个科室或者主刀医生所分配的手术室能力，这一问题也就是主手术调度问题。其中，分块式策略是一种手术室能力管理策略，指将手术室能力分割成时间块，每个时间块代表了一间手术室的一段具体开放时间，这些时间块将被分配给不同科室或者主刀医生，并只允许他们在分配的时间块内完成手术[3, 21, 25, 66~68]。与之相对的一种手术室能力管理策略是开放式策略，即手术室对所有科室或者主刀医生都是开放的[11, 35, 49, 69, 70]。因为病人只能在所属科室或主刀医生的时间块内完成手术，所以分块式策略可以降低调度的复杂性，同一科室或者主刀医生的病人的相似性也会减少手术准备和手术室清理的时间。开放式策略则比分块式策略更灵活，可以提高手术室的利用率，但是会分散病人的手术时间，不受主刀医生的欢迎。Fuegener 等在解决主手术调度问题时考虑了手术室下游重症监护室和病房的资源限制，并通过平衡病床需求和减少周末病床需求来降低手术室下游成本[52]。Wang 等考虑了病人对医生的偏好，构建了随机规划模型来同时为医生分配手术时间块和将病人分配到手术时间块，以保证医生分配到的手术室能力和实际需求相匹配[71]。

即使没有病人使用，手术室一直维持开放状态也需要耗费成本，因此有的学者在研究中决策了手术室开放数量，以减少医院成本支出。手术室开放数量这一决策内容在单日手术室调度、多日手术室调度和主手术调度问题中均被使用过[13, 18, 23, 39, 48, 72, 73]。

1.5　手术室调度问题的优化目标

手术室调度问题涉及医院管理者、病人和医护人员三方利益相关者，站在不同利益相关者的角度进行调度决策，制定的优化目标也将随之改变。对于医院管理者而言，他们更希望降低成本、增加收益、提高病人满意度及最大化资源利用率，与之相关的优化目标通常考虑手术室资源利用率、手术病人吞吐量、医院财政收入、手术室开放数量、手术治疗相关成本和病人满意度等因素。对于病人而言，他们更加关心自己的手术能否尽早安排以及手术当天能否按时开始，与之相关的目标通常考虑病人等待、手术推迟或者取消等因素。手术室加班和完工时间反映了手术室何时能够结束，是三方利益相关者都关心的优化目标，手术室尽早结束可以降低医院成本，减少病人等待时间及医护人员加班时间。

若手术室调度问题中考虑了不确定性因素的影响，当制订手术调度方案时需要在择期病人的调度效率和病人不确定性事件的应对能力之间做出权衡。如果对病人手术时长或者急诊病人到达数量估计不足，则手术室需要通过加班甚至推迟和取消部分择期手术的方式来修复调度方案的可行性，反之则会导致手术室空闲的情况发生，降低手术室的利用效率。因此，学者们经常同时考虑手术室空闲、手术室加班、手术室开放数量、手术推迟或取消中的多个目标，在提高手术室利用效率的同时降低不确定性因素对手术调度方案的影响[13, 34, 39, 53, 74~76]。

1.5.1　手术室资源利用效率

手术室因汇集了医院各个科室的病人，所涉及的医疗资源的种类异常繁杂，这给手术室的管理工作带来了巨大的挑战。手术室资源的利用效率能够较为直观地反映手术室运作情况的好坏。不合理的手术调度方案很容易造成手术室资源的利用率低下，导致医院手术室部门的服务能力下降、运营成本增加和病人满意度降低等问题。因此，提高手术室资源利用效率在手术室运作管理乃至医院整体运作管理过程中至关重要。

手术室资源利用率是一个较为宽泛和抽象的目标，在具体的手术室调度问题中，学者们通常使用手术室空闲、手术室加班、病床短缺等具体的、可以直接测度的目标。Ozkarahan 在解决手术排序问题时，建立了目标规划模型来最小化手术室空闲和手术室加班[77]。Ghazalbash 等在求解手术室调度问题时，综合考虑了医生、助手医生及手术所需的器材设备等关键资源，建立了双目标规划模型来最小化手术室空闲时长和最后一台手术的完工时间[78]。Beliën 和 Demeulemeester 在构建主手术调度方案时，以最小化病床短缺为目标建立了整数规划模型[79]。类似地，Ma 和 Demeulemeester 在研究病人流和手术室能力规划问题时，在主手术调度阶段以最小化病床短缺率为优化目标建立了混合整数规划模型来解决问题[80]。

1.5.2　手术病人吞吐量

手术病人吞吐量也就是手术室部门完成手术的数量，能够反映医院收入和病人等待时长。当医院手术病人吞吐量很大时，意味着规划周期内所完成的手术数量较多，相应地给医院带来的收益也较大，同时可以减少病人等待队列的长度，缩短病人手术等待时长。病人吞吐量是一个可以直接测度的变量，在一些文献中被直接当作优化目标。同时，病人吞吐量也在很多其他与病人相关的目标中有所体现，学者们通常会给每一个病人赋予一个权重，然后再加和。例如，将病人手术时长看作权重，手术室使用时长就是一个病人权重和。M'Hallah 和 Visintin 在研究主手术调度问题时考虑了手术时长和术后恢复时长的不确定性，希望通过确定每个科室的最佳择期手术组合来最大化手术室病人吞吐量，文章构建了两阶段随机规划模型来解决这一问题[81]。Vijayakumar 等以最大化规划周期内手术优先级为优化目标，建立了混合整数规划模型来求解手术排序问题，并且提出基于降序首次适应策略的启发式算法对模型进行求解[82]。Marques 等建立了整数规划模型来最大化手术室使用时长（即手术吞吐量与手术持续时长的乘积）来解决择期手术排程问题，并提出了启发式算法改善 CPLEX 求解器得出的非最优解[83]。

1.5.3　医院财政收入

手术室作为医院资源最密集的部门，既是医院收入的重要来源，也在医院总成本中占据较大比重。在研究手术室调度问题时，想要最直接地衡量手术室经济效益可以使用财政收入作为优化目标。同时，最大化财政收入还可以通过最小化手术室成本和最大化手术室收入两个途径来实现。相比于直接使用财政收入作为目标，更多学者使用了最小化手术室成本作为优化目标。Tang 和 Wang 以最小化最坏场景中资源短缺造成的手术财政损失为优化目标，构建了鲁棒优化模型来解决手术室能力分配问题[66]。Lamiri 等在研究手术室资源调度问题时，同时考虑了急诊病人和择期病人，旨在最小化手术室开放成本和手术室加班成本[84]。Fei 等采用了开放式策略来管理手术室，建立了混合整数规划模型来最小化手术室空闲和加班成本[85]。Malik 等以最小化手术室开放成本、手术室加班成本和手术等待队列长度为优化目标，建立了多目标规划模型来求解为期 12 个月的战术层手术室调度问题，并且采用非支配排序遗传算法对模型进行求解[86]。Roland 等研究了考虑人力资源约束的手术排程问题，将人力资源分为两大类，一类是医护人员（如麻醉师和护士等），认为这类人力资源属于可再生资源，即他们能出现在任何手术中，另一类是主刀医生，只能负责所分配到的手术；此外，建立了混合整数规划模型来最小化手术室开放成本和手术室加班成本之和，并且使用遗传算法对模型进行求解[87]。

1.5.4　病人满意度

根据《医院分级管理办法》，三级甲等医院评定考核项目之一就是医疗服务与管理水平，因此，医院在朝着大型综合型医院发展的过程中，提高医疗服务水平是不可或缺的关键环节。医疗行业作为服务行业，病人对医院所提供服务的评价是反映医院服务水平的重要指标，因此提高病人满意度对医院向综合型方向发展至关重要。

医生医术高低、服务态度和病人等待时长是影响病人满意度的重要因素。目前，一部分大型综合型三级甲等医院为提高病人满意度，减少就诊等待时长，开放了微信公众号预约挂号服务，病人就诊后还可以通过公众号实现对医院和医生的就诊评价。Dexter 等在研究白内障病人手术调度偏好过程中，发现白内障病人对手术时间存在偏好，且偏好上午进行手术[88]。Cardoen 等在研究手术排程问题时，综合考虑了儿童手术时间偏好、病人病情优先度、病人居住地与医院之间的距离、术后恢复时长等多个目标，并通过对各目标的极值处理和权重化处理使多个目标统一成单目标，建立了混合整数线性规划（mixed integer linear programming，MILP）模型[89]。

1.5.5　病人等待时长

病人等待时长一般是指从病人进入手术等待列表到开始手术所耗费的时间。在中国，受品牌效应和病人从众心理的影响，病人在就医时更愿意选择大医院，导致大医院面临着人满为患、医疗资源短缺等问题。手术室资源的短缺使得病人手术等待时间过长成为普遍现象。较长的手术等待队列往往会降低病人满意度，甚至引发一系列医患矛盾。在英国和美国等发达国家中，手术病人等待时间过长也普遍存在于其医疗系统中，虽然这些国家具备较高的医疗水平，但是医疗系统低下的运营效率导致一些手术病人的等待时长可能长达数月甚至 1 年。

学者们对病人等待时长进行优化主要有两个方面的考量：一是希望通过减少病人等待时长来提高病人满意度；二是考虑到病人病情会随着时间的推移逐渐恶化，希望为病情较重或者病情恶化速度较快的病人尽快安排手术[30]。Tànfani 和 Testi 通过最小化所有病人等待时长的总和，建立了 MILP 模型来解决主手术调度问题[90]。Aringhieri 等在解决战术层主手术调度问题和运作层手术分配的集成调度问题时，以最小化所有病人等待时长与手术紧迫系数乘积的总和为优化目标，建立了 MILP 模型[91]。Zhang 等基于病人病情的紧急程度和等待时长确定他们的优先级，并建立了一个动态的等待列表来进行管理，文章构建了一个带截止日期的马尔科夫决策过程模型来优化病人等待时长和手术室加班时长[92]。Eun 等根据诊断结果评估病人病情的严重程度，并观察到病人病情会随着等待时间的增加而恶化，构建了随机混合整数规划模型来优化手术室加班时长和病人健康状况[93]。

1.5.6 手术室完工时间

手术室完工时间是指一天内所有手术室中最后一台手术的结束时间，这个概念来自生产管理中作业车间调度问题。将手术室看作加工机器，将手术看作作业，手术室调度问题类似于作业车间调度问题，因此在作业车间调度问题中采用的优化目标也可用于手术室调度问题中。Burdett 和 Kozan 等为了提高手术室和病床资源的利用效率，将手术分配和排序问题看作柔性车间作业调度问题，选择的优化目标为最小化手术室完工时间[16]。Ozkarahan 在解决运作层手术分配问题时，建立了混合整数规划模型以实现最小化手术室完工时间的目标[77]。Xiang 等综合考虑医生、护士及麻醉师等人力资源限制，建立了整数规划模型来最小化手术排序问题的完工时间，并且使用蚁群算法对模型进行求解[94]。Wang 等在解决手术排序问题时，综合考虑了医生、护士、麻醉师、手术所需的一次性和重复性资源，同时还定义了不同医生、护士和麻醉师之间的亲密度，建立了整数规划模型和约束规划模型来最小化手术室完工时间[95]。

1.6   手术室调度问题的数学模型

数学建模是指将现实世界中的实际问题抽象、提炼和简化为变量之间的约束表达式，通过求解由数学表达式组成的数学模型，进而实现对实际问题的求解。数学建模给人们提供了对问题进行定量分析和研究的途径，随着计算机技术的飞速发展以及现实问题的复杂程度不断提升，数学建模技术和方法应用范围越来广泛，在经济、管理、机械、水利、通信、航天、人口、医疗和生态等众多领域均发挥着重要的作用。手术室调度问题是从手术室运作管理过程中提炼出来的科学问题，通过简化和抽象建立起手术室内各种资源的数量关系，然后利用数据科学的理论和方法来分析、解决问题，可以从定量的角度制定更加科学合理的手术调度方案，对于提升手术室服务效率和医疗资源使用效率都有着重要意义。

从问题建模时是否考虑不确定性因素的角度，可以将数学模型分为确定性模型和不确定性模型。对于带有不确定性因素的优化问题而言，随机规划和鲁棒优化是最主流的两种建模方法。在构建数学模型时，"场景"这一概念被学者们广泛使用。一个场景表示模型中所有随机参数（即不确定性因素）的一种可能取值，由所有场景构成的集合代表了所有可能发生的情况，场景的数量会随着随机参数数量的增加呈指数增长。当构建随机规划模型时，该集合通常被称为"场景集"（scenario set）；当构建鲁棒优化模型时，该集合通常被称为"不确定集"（uncertainty set）。

1.6.1　确定性手术室调度问题的数学模型

对于确定性手术室问题，由于没有不确定性因素的影响，相关研究中数学模型的主要区别在于构建模型时所考虑的资源约束和优化目标。Vijayakumar 等研究了考虑医生、护士和手术设备资源受限情况下的手术室集成调度问题，以最大化手术权重之和为目标，构建了混合整数规划模型，并设计了贪心构造启发式算法进行求解[82]。Marques 等以最大化手术室调度病人的总手术时长为优化目标，构建了集成调度问题的整数规划模型，提出的算法首先利用通用求解器获得一个可行解，其次借助启发式算法对得到的解进一步改进[83]。Fei 等提出了求解集成调度问题的两阶段方法：第一阶段研究手术室和医生资源受限情况下的病人手术日期最优分配问题，建立了整数规划模型，并设计了列生成启发式算法，获得空闲成本和超时成本最小化的调度方案；第二阶段研究麻醉恢复室资源受限下的手术排序问题，该问题被刻画为两阶段混合流水车间模型，并设计了将禁忌搜索与遗传算法相结合的混合算法进行求解[85]。Aringhieri 等以最小化病人手术等待时间和医院周末床位需求量产生的成本为目标，构建整数规划模型，并设计了元启发式算法对问题进行求解[91]。Guinet 和 Chaabane 研究了医生资源约束下的手术分配问题，以最小化病人手术等待成本为目标构建了数学模型[96]。他们将模型分解为分配问题和二分图匹配问题，并设计了启发式求解算法。其中，分配问题要求在满足病人手术时间窗约束的条件下为病人分配手术室；二分图匹配问题要求得到的分配方案满足手术室和医生资源约束。Pham 和 Klinkert 采用多模式分片车间调度问题的模型和方法研究手术排序问题[97]。Silva 等将麻醉师看作特殊的人力资源，研究了允许麻醉师同时进行两台手术情境下的手术排序问题，并设计了整数规划模型驱动的启发式算法[98]。Jebali 等提出了求解手术排序问题的两阶段方法：第一阶段考虑手术室资源和重症监护室资源约束，将手术分配到具体的手术室，目标是最小化病人手术等待成本、手术室超时时长和空闲成本；第二阶段考虑麻醉恢复室资源约束，通过对手术排序，实现改进手术室使用效率的目标[99]。Molina-Pariente 等在手术室调度时额外考虑了助理医生的分配决策，以最大化手术室利用率和最小化病人及医生等待时间为目标，构建了手术室集成调度问题的混合整数规划模型，设计了迭代构造启发式算法[100]。Riise 等将手术室调度问题刻画为资源受限的项目调度问题，提出了手术室调度问题的通用模型，在该通用模型的基础上，研究了多个不同的手术室调度问题实例，并设计了局部搜索算法进行求解[101]。Vancroonenburg 等构建了一个考虑广义资源依赖性的择期手术调度模型来为手术调度软件 QCare OR 提供底层支持，考虑了手术对人力资源、物质资源和特定手术阶段的依赖性，目标是在资源允许的范围内尽可能安排更多手术的同时减少手术室的占用天数，提出了一种基于列表解码过程的两阶段启发式算法来求解该问题，使用实例数据进行测试的结果表明，该方法能够比人工制订的计划调度更多的手术病人[102]。

1.6.2　随机规划模型

随机规划是解决研究对象包含随机因素时的理论和方法，期望值模型、机会约束规划模型和相关机会规划模型是随机规划的三个分支。在对不确定性手术室调度问题进行建模时，学者们主要构建了期望值模型和机会约束规划模型。

1. 期望值模型

期望值模型采用连续或者离散的概率分布函数来描述不确定性因素，并使用期望值来表示优化目标中对应的随机参数，以获得期望最优的解。在实际求解过程中，通常根据随机参数的概率分布产生有限个场景样本，求解期望值模型获得的解对于每一个场景而言都不是最优的，但是对于场景样本构成的场景集是期望意义下最优[30, 60, 75]。

Xiao 等希望通过提前（完成一半手术后而不是等到一天结束）确定需要取消手术的病人来缓解手术取消对病人满意度及医患关系的影响[69]。文章将调度的病人分为两班，第一班病人必定能够进行手术，第二班病人则需要在第一班手术完成后再确定是否需要取消，以最大化财政收入为目标构建了基于场景的三阶段补偿模型。其中第一阶段确定所要调度的手术及第一班病人，第二阶段根据场景确定需要取消的手术，第三阶段计算目标值。Freeman 等构建了基于场景的随机 MILP 模型来解决单日手术分配问题，发现与确定性调度方法相比，使用场景来引入不确定性因素能够增加医院利润并提高手术室利用率[103]。

2. 机会约束规划模型

在现实场景中，违反硬约束的情况经常发生。机会约束规划考虑到不确定性因素可能导致约束条件不被满足，允许约束条件在给定的置信水平下满足即可。D'Obrenan 等以最小化病房使用率的变动、最大化调度病人数量和最小化等待列表增加的病人数量为优化目标构建了机会约束规划模型，其中机会约束用于控制手术室加班的水平，通过线性化处理得到了近似整数线性规划模型，文章采用整数规划方法对新模型进行求解，并使用了蒙特卡罗仿真来检验解的可行性，不可行解通过禁忌搜索加以修复[50]。Shylo 等为了将手术室加班时间控制在可接受的水平内，以最大化手术室资源的利用率为优化目标构建了机会约束规划模型来解决手术分配问题，提出了一种能够获得近似最优解的随机批量调度算法，文章使用了正态分布来估计高病人量科室的累计手术持续时间，并基于真实数据对比了所用算法和离散事件仿真的结果[104]。

1.6.3 鲁棒优化模型

鲁棒优化也是一种处理不确定性因素的经典方法，目的是通过对不确定集中的最坏场景进行优化来获得一个对不确定集中所有场景均可行的鲁棒解[66]。鲁棒优化有两大优势：一是能够获得具有强大抗干扰能力的鲁棒解；二是不需要知道随机参数的确切分布信息，适用于随机参数的历史数据或分布信息有限的情况。对于手术室运作管理而言，第一个优势正是医院管理者在制订手术调度方案时希望达成的目标之一，第二个优势则能够有效地应对手术室调度过程中不确定性参数的影响。鲁棒优化的关键是构造随机参数的不确定集和建立鲁棒对等模型，不同的不确定集构造方式对应不同的鲁棒对等模型，不确定集的精细程度还将影响鲁棒解的保守程度。

Deng 等在解决运作层的手术分配和排序问题时考虑到从有限真实数据中获取手术时长的准确分布的困难性，使用了 ϕ 估计来建立手术时长分布的模糊集，通过对模糊集中最坏分布进行优化来获得鲁棒解，文章以最小化手术室开放成本为优化目标构建了分布鲁棒机会约束规划模型，提出了分支切割算法来求解重构后的 MILP 模型[33]。Wang 等基于真实数据建立了手术时长的分布模糊集，以最小化最坏场景中手术室开放和加班成本为目标，构建了分布鲁棒优化模型来解决手术时间块分配问题，考虑到模型求解的困难性，文章通过对偶理论将其重构为

MILP 模型[105]。

也有学者在研究不确定性手术室调度问题时构建了其他模型。Zhang 等为了应对手术时长、恢复时长和新病人到达的不确定性，提出了一个双层优化模型：第一层从长期的角度最小化期望总成本，使用了马尔科夫决策过程模型来确定每个规划周期所要调度的病人；第二层聚焦短期调度方案的制订，构建了基于场景的随机规划模型来为规划周期内的病人分配手术资源[28]。Zonderland 等研究了择期手术取消和预留过多急诊手术能力的权衡问题，文章使用了排队论模型来确定需要为急诊手术预留的手术能力，并基于马尔科夫决策理论开发了一个决策支持工具来辅助调度择期手术和急诊手术[44]。

1.6.4　动态调度模型

通常情况下，手术调度方案都是在已知手术病人和医疗资源的前提下事前制订的，这种调度方式被称为静态调度或事前调度。随机规划和鲁棒优化都属于事前调度方法，由于不确定性因素的影响，手术调度方案的实际执行情况往往与计划不符，其中急诊病人到达对手术调度方案的影响最大。急诊病人到达的不可预测性使得制订手术调度方案时只能决策为急诊病人预留的手术能力，当急诊病人到达后仍然需要决策急诊病人所在的手术室和手术开始时间，并调整未进行的择期手术的开始时间甚至手术室。此外，当预留的急诊能力不足时，还需要决策是否拒绝急诊病人或者取消哪些择期手术。因此，在手术调度方案执行过程中进行动态调整尤为重要，一些学者为此构建了动态调度模型（也被称为重调度模型）[27, 106~108]。

Jung 等假设择期手术和急诊手术共用手术室，提出了一种三阶段方法产生手术调度方案：阶段一根据每日手术室能力为择期手术分配手术日期；阶段二为每日所需完成手术确定手术室、手术次序和开始时间，同时要求打断间隔不超过两个小时；当急诊手术产生时，阶段三对当前择期手术调度方案进行重调度[43]。Gul 等假设手术时长只有在手术开始当天早上才能被准确估计，构建了多阶段随机混合整数规划模型来解决手术室调度和重调度问题，在每一个阶段（规划周期内的每一天），除了对新产生的手术请求进行调度之外，还需要确定本阶段取消的手术并为他们重新安排手术日期和手术室[107]。

1.7　手术室调度模型的求解方法

实现对模型的高效求解是手术室调度问题的重要内容之一。不确定性模型与确定性模型有着紧密的联系，场景集和不确定集中每一个场景都可以看成一个确定性模型，因此在求解不确定性模型时，学者们通常先将其转化为确定性模型，然后使用确定性模型的求解方法如数学规划方法、启发式方法或者仿真优化方法来进行求解[109]。需要注意的一点是，由于场景的数量随着随机参数数量的增加呈指数增长，实际求解过程中不可能全部加以考虑，在求解不确定性模型时，需要确定合理的场景数量。当求解随机规划模型时，学者们通常使用抽样平均近似法（sample average approximation，SAA）来确定场景集所包含的场景[3, 34, 58, 69, 93]。对于鲁棒优化模型，构造不确定集的方式决定了不确定集的大小。

1.7.1　数学规划方法

数学规划是运筹学的一个重要分支，是解决确定性调度问题的常用方法，在求解各种组合优化问题时被广泛使用，包括分支定界法、列生成法、Benders 分解法、动态规划法等。这些方法通过严密的数学推导和计算对问题进行求解，在理论上都能够获得问题的最优解。在不确定性手术室调度问题中，学者们也广泛使用数学规划方法来求解转化后的确定性模型[32, 59, 63, 70]。随着计算机技术的发展，数学规划方法已经能够通过商业优化软件实现，如 CPLEX、Gurobi、MATLAB、LINGO 等，但是，这些优化软件在求解过程中需要消耗大量的计算时间和计算内存，通常只适用于求解中小规模的问题。因此在求解确定性手术室调度问题时，很多学者尝试改进模型及应用数学规划理论来加快软件求解时的收敛速度。在使用数学规划方法求解不确定性手术室调度问题时，学者们的研究重点普遍集中在如何构建不确定性手术室模型和如何将不确定性模型转化为确定性模型上，因此相比于根据数学模型的特点选择和设计有效的数学规划方法，学者们更倾向直接使用 CPLEX 或者 Gurobi 等商业优化软件进行求解。

Sagnol 等将手术室调度问题看作带有对数正态分布作业时长的并行机调度问题，构建了鲁棒的 MILP 模型，使用了割平面算法进行求解，文章提出了一种基于固定点迭代的方法来寻找不确定集中的最坏场景和切割不等式[25]。Holte 和 Mannino 针对手术需求内在的不确定性及不同规划周期内手术需求的差异性，构建了 MILP 模型来为医院制订鲁棒的循环主手术调度方案，文章提出了动态单纯性算法来进行求解，使用模拟数据和医院真实数据验证了模型和算法的有效性及鲁棒性[68]。Stuart 和 Kozan 研究了带有手术时长和急诊需求不确定的单日单手术室的重调度问题，文章以最大化在手术室开放时间内完成手术数量的期望值为优化目标，使用了分支定界算法来求解所构建的整数线性规划模型[110]。

1.7.2　启发式算法

若将手术室、病床和医生分别看作背包的一个维度，将病人手术看作待装入背包的物品，则手术室调度问题类似于 0/1 多维背包问题；若将医院的手术室看作资源，将病人手术看作任务，则手术室调度问题类似于广义分配问题。因此，手术室调度问题具备多个 NP 难度问题的特性，组合性较强，适用于使用启发式算法进行求解。

启发式算法是相对于最优化算法提出来的，是一种基于经验构造的方法，其优点是通常能够在可接受的花费（包括计算时间和空间）下给出所要解决问题的高质量可行解，在复杂的大规模组合优化问题中应用广泛。启发式算法的缺点是不能证明所获得解的最优性，也不能描述所获得解与最优解的差距。经典的启发式算法有模拟退火、遗传算法、蚁群算法、禁忌搜索等。

Latorre-Núñez 等构建了 MILP 模型来解决手术分配调度问题，通过增加打断间隔（指连续两台手术的完成间隔）约束保证了急诊病人的等待时间不超过一小时，文章提出了一种混合算法来对模型进行求解，其中遗传算法用于产生不同的手术序列，构造启发式算法根据手术序列依次确定手术所在手术室和开始时间[19]。Moosavi 和 Ebrahimnejad 考虑了手术时长、病人停留时长和急诊需求的不确定性，设计了基于变邻域搜索的两阶段启发式算法来求解基于场景的鲁棒优化模型，算法第一阶段使用贪心算法来构造初始解，并采用多种策略进一步改进解的质量，算法第二阶段评估关闭一间手术室能否改进解的质量[48]。Wang 等以最小化手术室开放和加班成本为目标，构建了机会约束规划模型来控制调度方案的手术取消风险，文章设计了基于列生成的启发式算法来求解模型，实验结果表明高手术取消风险能够减少手术室成本并提高手术室效率，但是也会降低病人满意度[75]。

1.7.3　仿真优化方法

仿真技术是一种利用模型来重现实际系统中事件发生过程的实验技术。在手术室调度问题的研究中，仿真技术主要有两种用途。第一种用途是在建立数学模型的过程中，如果出现了一些难以刻画的不确定性参数，如手术时长、病人术后恢复时长等，可以通过仿真并取样本均值的方式来将不确定性参数转化为确定性参数。第二种用途是在构建考虑不确定性的随机模型时，可以使用仿真优化方法进行求解或评价所获得手术调度方案的质量[12, 15, 20, 51, 111]。

离散事件仿真和蒙特卡洛仿真是两种广泛使用的仿真优化方法。离散事件仿真是一种用计算机对离散事件系统进行仿真实验的方法。这种仿真实验方法的一般实现步骤包括：画出系统的工作流程图，确定到达模型、服务模型和排队模型，编制描述系统活动的运行程序并在计算机上执行。在手术室调度问题中，离散事件仿真可以用来刻画病人从进入医院等待手术到完成手术后恢复离开医院的全过程，然后既可以通过分析各类资源的利用效率来找出阻碍医院整体效率提升的瓶颈资源，也可以通过仿真调度方案来评价调度方案的质量。蒙特卡洛仿真是一种随机模拟方法，以概率和统计学方法为基础，采用实验取样的方式来寻找不确定性问题概率统计上的近似解，适合用于求解不确定性手术室调度问题。

Bovim 等使用离散场景表示急诊病人的随机到达并为他们保留了柔性的手术室时间块，提出了仿真优化方法来解决主手术调度问题，该方法首先通过求解两阶段随机优化模型获得主手术调度方案，其次采用离散事件仿真模型对其进行评价并为优化模型产生新的输入场景[12]。将仿真优化方法应用到挪威一家医院的骨科后发现，急诊病人的等待时长和急诊病人对手术调度方案的干扰得到了有效减少。Koppka 等认为医院的病例组合对不同类型手术室的需求具有差异性，因此战术层的手术室能力分配和每日手术室开放时长也要与之相适应，文章考虑了手术时长和每日治疗病人数量的不确定性，构建了整数线性规划模型来确定每间手术室的开放时长，首次选择了无超时时长的概率最大化为优化目标，并使用了离散事件仿真来评估模型的性能[38]。Freeman 等提出了一种迭代方法来产生一组主手术调度方案（而非传统的单个"最优"解），以便决策制定者在多个冲突目标之间进行权衡[111]。该方法首先仿真产生择期手术等待列表，其次顺序求解四个目标各异的数学模型来获得择期手术调度方案，最后将该方案转化为主手术调度方案，通过不断迭代上述过程来产生"解池"，"解池"中的解将通过仿真技术来进行评估。

1.8　本 章 小 结

医疗服务行业的改革与发展、分级诊疗体系的建立和完善是满足居民看病就医需求的重要举措，对于实现"健康中国 2030"目标起着重要作用。研究手术室调度问题，特别是不确定性手术室调度问题，有助于手术室运作管理领域的研究成果在现实场景中加以应用，进而在医院实际运作过程中提高医疗资源的利用效率，促进医疗服务行业的发展。本章介绍了典型的医药卫生体制并梳理了手术室运作流程，从不确定性因素类型、决策内容、优化目标、数学模型和求解方法五个方面对手术室调度当前的研究现状进行了分类和总结。总体而言，学者们已经在该领域的研究中取得了大量成果，未来的研究可以从以下几个方面进一步展开。

不确定性因素的产生通常与手术治疗过程中涉及的资源密切相关，如手术时长与手术室、术后恢复时长与病床。随着学者们考虑的人力资源和物力资源越来越多，相应的不确定性因素来源也将越多。例如，当考虑麻醉师时，不同病人的麻醉时长具有不确定性；由于医生往往承担着多项任务，那么医生用于手术的时间也可能存在不确定性。除此之外，门诊手术病人的爽约和迟到、住院手术病人病情变化导致的手术推迟或者取消也是不确定性因素的重要来源。如何同时处理多种不确定性因素，哪些不确定性因素必须加以考虑，以及哪些不确定性因素可以忽略，需要学者们继续深入研究。

对于优化目标而言，大多数学者均站在医院管理者和病人的角度进行优化。需要注意的是，医护人员存在着培养周期长、工作负荷重、执业风险高等特征，同样是手术室运作管理中极为重要的一方。近年来，医患关系表现出的"不信任"问题越来越突出，病人暴力伤医的恶性事件时有发生。需要学者们从医护人员的角度出发，研究如何增加医护人员的收入、平衡或者减少医护人员的工作量、提高医护人员的满意度等，从而体现对医护人员劳动成果和辛苦付出的尊重。此外，除了采用权重和或者成本和的方式将多目标优化问题转化为单目标优化问题之外，还可以直接使用多目标优化方法来求得帕累托解集。

从模型构建来看，期望值模型和鲁棒优化模型是主流的两类不确定性手术室调度问题的建模方式。通过在事前的静态调度模型中考虑不确定性因素，可以极大地缓解不确定性因素对所制订手术调度方案的影响，但是不能决策手术调度方案执行过程中急诊手术插入哪一个位置、取消哪些择期手术或者如何调整尚未执行的手术。因此，从实现应用的角度来看，事中的动态调度模型是未来的重要研究方向之一。将事前的静态计划与事中的动态调整结合起来，是保证现实场景中手术调度方案顺利制订的有效途径。

在求解不确定性手术室调度模型时，学者们通常将其转化为确定性模型，然后采用 CPLEX、Gurobi 等优化软件或者遗传算法、模拟退火、禁忌搜索等经典的启发式算法进行求解。不论是对于确定性手术室调度问题还是不确定性手术室调度问题，随着问题中所考虑的医疗资源种类的增加，数学模型的复杂度必然随之增加。比较数学规划方法与启发式方法，后者在求解大规模复杂问题上的优势更为明显。分析手术室调度问题的特性，并在此基础上设计更加高效的启发式算法或者混合搜索算法，都是值得学者们深入探索的方向。

此外，在目前医疗运作管理领域的研究中，手术室调度研究通常只限于一家医院，很少考虑多家医院间的手术室协同调度，从而限制了医疗网络的资源整合效应。随着我国医联体政策的不断推进，统筹调度医联体内各类关键医疗资源的多医院手术室协同管理模式，将是提升现有资源利用效率，缓解我国医疗资源分配不平衡问题的有效途径。

第2章　考虑病人满意度的手术室调度问题模型和算法

　　手术室是医院的成本中心和收入中心，手术室调度问题一直受到学术界和医院的广泛关注。本章基于我国大型综合医院优势专科内部手术室的实际场景和管理现状，从提高医院手术室收益、患者满意度及手术室能力利用效率的角度，建立了 MILP 模型来解决手术室调度问题。在量化病人满意度时，使用了多项 Logit 模型（multinominal logit model，MNL）来度量病人对主刀医生和手术日期的偏好。在模型的求解方法上，本章提出了一种快速枚举构造（fast enumeration construction，FEC）算法，该算法采用一系列元组来表示问题的解，并通过两个阶段交替执行来提升解的质量。基于三项目标权重的不同组合，本章考虑四种不同情境，分别测试了 15 个小规模算例和 36 个大规模算例。通过比较通用求解器 Gurobi 和快速枚举构造算法在不同规模算例上的测试结果，发现本章所提算法无论在结果还是时间开销上都要显著优于 Gurobi。

2.1　引　　言

　　随着中国经济的快速增长和人口老龄化进程的加快，人们对医疗服务的需求与日俱增，前往城市大型综合医院（如三级甲等医院）就诊的人数也逐年攀升[112]。自 2002 年以来，政府不断增加医疗费用支出，推进医药卫生体制改革，提高医疗保险覆盖面[113]，综合医院和专科医院的数量明显增加，但是医疗服务需大于供的问题依然存在。这一问题的解决不仅需要国家不断完善政策和制度，也需要医疗机构提高现有资源的利用效率。从医院实际运作层面来看，作为核心部门的手术室是医院资源最密集的场所，手术室资源的合理分配和调度对于医院缩减成本、提高收益具有重要作用。然而，多方利益相关者的存在使得手术室管理过程中存在很多矛盾的目标，医院既希望手术室具有更高的资源利用率，又期望病人对医院提供的医疗服务具有更高的满意度。如何均衡这些相互冲突的目标，提高手术室运作效率，是医院在手术室管理过程中需要解决的核心问题。

　　医院在向大型综合性方向发展过程中，提高医疗服务水平是不可或缺的关键环节，其中病人满意战略的应用极具战略性意义[114]。在实践过程中如何提高病人满意度，医院管理者仍在探索切实有效的解决方案。Baker 认为以患者为中心的服务需响应患者偏好、需求、价值等多种因素[115]。因此，可以使用病人偏好满足度这一指标来反映病人满意度。然而，很少有学者在研究手术室调度问题时从优化和调度角度考虑病人偏好，目前仅有一篇文献量化了病人对医生的偏好。Ahmed 和 Ali 基于九个衡量指标，引用模糊 TOPSIS（technique for order preference by similarity to ideal solution，优劣解距离法）方法度量了病人对主刀医生的偏好，并建立了 MILP 模型来解决手术室调度问题[116]。尽管病人对主刀医生的偏好被精准量化，但是该方法很难在手术需求大且主刀医生数量多的大型综合医院实施。因为每个病人都需要根据九个指标对所有主刀医生打分，然后通过偏好量化模型进行评估和比较，这一过程的评估成本过高。因此，如何建立切实有效的病人偏好模型，提高量化病人偏好的效率和准确度是本章亟须解决的首要问题。

　　在中国，许多大型综合医院往往是高等学府或者研究机构的附属医院，这些医院的医生一般分为三种级别，即教授、副教授和主治医生。相对于医院全职的主治医生来说，级别为教授和副教授的医生还需要承担教学、科研等其他工作，属于稀缺资源。人们普遍认为级别为教授或副教授的医生具备比一般主治医生更高的医术，也更偏好这些医生来为自己做手术，同时人们还希望尽可能较早得到治疗，这些偏好直接影响病人对医院医疗服务的满意度。从定量角度来看，计算病人对医院医疗服务的满意度需要测量两个方面，即病人对主刀医生和手术日期的偏好程度及医院对病人偏好的响应程度。经济学中的多项 Logit 模型常用来研究消费者选择行为，且该模型已在门诊病人预约调度中成功应用[117, 118]，本章将使用该模型来量化病人对主刀医生和手术日期的偏好程度。

　　基于我国大型综合医院优势专科内部手术室的实际场景和管理现状，本章研究了考虑病人满意度的手术室调度问题的建模和求解方法，旨在提高手术室运作效率和病人满意度。当构建模型时，基于提高医院手术室收益、病人满意度及手术室能力利用效率的目的，首先引用多项 Logit 模型来度量病人对主刀医生和手术日期的偏好程度，其次基于医院对病人偏好的响应程度量化病人满意度，最后为手术室调度问题建立 MILP 模型。当求解模型时，为了提高对大规模问题实例的求解效率，提出了一种快速枚举构造算法。该算法采用一系列元组来表示问题的解，并通过两个阶段交替迭代执行来提升解的质量。

2.2 问题描述与模型构建

在中国，一些大型综合医院不但实力雄厚，而且个别优势专科实力突出，在医院整体收入中占比较大，形成了"大综合、大专科"的发展态势，并且逐步朝着"院中院"发展模式演进[119]。这些优势专科往往拥有本科室专用的独立手术室，还可以享受医院给予的各种特惠。许多综合型医院在原有特色优势专科基础上，已经相继完成专科手术室的建设[120]。因此，就中国大型综合医院（尤其是三级甲等医院）改革建设以及市场需求来看，医院内部专科手术室资源的规划调度很有研究价值，而且目前手术室调度问题的研究并未考虑将三级甲等医院优势专科作为研究对象。

2.2.1 问题描述

在研究范围上，本章选择了大型综合医院的某一优势专科作为研究对象，研究该科室内的专科手术室的资源调度问题。在手术治疗过程中，主刀医生和手术室都是关键的医疗资源。不同病人对主刀医生和手术时间有不同的偏好。

（1）有的病人偏好级别更高的主刀医生，认为主刀医生级别高就意味着医术越好，手术的成功率也越高。

（2）有的病人偏好更早的手术时间，认为手术执行得越早就意味着疾病能够越早被治愈，可以减少手术等待时间和住院花费。

在主刀医生手术水平上，级别为教授的医生医术最好，副教授次之，最后是主治医生。显然，病人最希望得到的手术安排是由级别为教授的主刀医生在较早的手术日期内进行手术。

在现实场景中，医院专科的医生和手术室资源有限，医院不可能同时满足所有病人的偏好。因此，在病人对主刀医生和手术时间的偏好中，尽可能地满足其中一项偏好（级别更高的医生或者更早的手术日期）能够在保证医院专科整体病人满意度最大化的同时提高单个病人的满意度。为了更贴近医院现实场景，基于医院对病人偏好的匹配度提出了病人偏好模型，以病人对主刀医生和手术日期的偏好与医院对病人偏好的满足程度的乘积作为衡量病人满意度的指标。

针对中国大型综合医院的专科手术室调度问题，本章考虑了手术室能力（包括手术室正常开放时长和最大超时时长）和医生能力（即医生最大工作时长）限制，以最大化手术吞吐量、最大化病人满意度及最小化手术室超时为目标建立了

MILP 模型。本章所用符号及其含义见表 2.1。

表 2.1　手术室调度问题的符号说明

符号		含义
集合	I	等待队列中病人集合，$i \in I$
	J	主刀医生集合，$j,m \in J$
	T	规划周期集合，$n,t \in T$
	K	规划周期内每天开放的手术室集合，$k \in K$
	H	医生和工作日期组合，$H = \left\{ (j,t) \mid b_{jt}=1, b_{jt} \in Q \right\}$
参数	A	手术室最大允许超时时长
	b_{mn}	1，当医生 m 在规划周期内第 n 天工作；否则为 0
	C_{jt}	主刀医生 j 在第 t 天最早工作时间
	d_{it}^n	医院对病人 i 偏好的手术日期 n 的响应程度
	D_{jt}	主刀医生 j 在规划周期内第 t 天的最大手术时长
	f_{ij}^m	病人 i 偏好主刀医生 m 而医院最终给病人安排主刀医生 j 给病人 i 所带来的平均效用
	$\bar{f}$	医院满足病人偏好的主刀医生 m 给病人带来的平均效用
	$\overline{f_1}$	医院没有满足病人偏好的主刀医生 m 给病人带来的平均效用
	l	手术室正常开放时长
	O_{jt}	主刀医生 j 在第 t 天最晚结束工作时间
	p_i	病人 i 的手术时长
	$P_{imn}(Q)$	病人 i 偏好医生 m 和手术日期 n 的概率
	Q	规划周期内医生每天是否工作的状态矩阵 $\left(Q = (b_{jt})_{|J||T|} \right)$
	r_{im}	病人 i 偏好的主刀医生 m 所带来的效用
	$\bar{r_i}$	医生给病人 i 带来的平均效用
	S_{ijt}^{mn}	医院最终给病人 i 安排主刀医生和手术日期组合 (j,t) 对病人手术偏好组合 (m,n) 的响应程度
	u_{imn}	病人 i 偏好的主刀医生 m 和手术日期 n 所带来的效用
决策变量	x_{ijtk}	1，如果病人 i 在规划周期内第 t 天在手术室 k 中由主刀医生 j 执行手术；否则为 0
	y_{ijt}	1，如果病人 i 在规划周期内第 t 天由主刀医生 j 执行手术；否则为 0
	$\gamma_{ii'}$	1，如果病人 i 的手术优先于病人 i' 的手术，且 $i < i'$；否则 0
	OT_{tk}	手术室 k 在规划周期内第 t 天的超时时长
	B_{it}	病人 i 在第 t 天的手术开始时间

2.2.2 病人偏好模型

本章假设病人是理性消费者，他们将基于自身效用最大化来确定偏好的主刀医生和手术日期。显然，如果病人由其偏好的主刀医生在偏好的手术日期内完成手术治疗，无疑该病人将对医院提供的手术服务表现出最高的满意度。在病人偏好的类型上，本章只考虑了病人对主刀医生和手术日期的偏好，没有考虑如主刀医生性别等其他类型偏好，并且假设每台手术的费用与主刀医生和手术日期无关。同时，假设每个病人相互独立，对主刀医生和手术日期的偏好不受其他病人影响。

此外，本章假设相同级别的主刀医生对病人产生相同的效用，不考虑同级别主刀医生的个体能力差异，假设手术过程中不会出现医院安排的主刀医生跟实际手术中主刀医生并非同一个人的特殊情况。事实上，本章中所考虑的三种级别的主刀医生符合 Ahmed 和 Ali 量化病人偏好的七个维度[116]。在大众普遍的认知中，级别为教授的主刀医生专业知识和经验丰富，可以与患者无障碍交流，能够应对手术过程中突发状况，将为患者提供更高质量的手术服务。在刻画病人 i 的效用 u_{imn} 时，考虑到病人往往偏好较早的手术日期，并且级别越高的主刀医生给病人带来的效用越大，使用式（2.1）来衡量病人 i 偏好的主刀医生 m 和手术日期 n 所带来的效用 u_{imn}。

$$u_{imn} = \frac{r_{im}}{\bar{r}_i} + \frac{1}{n} \qquad (2.1)$$

根据多项 Logit 模型，病人 i 偏好主刀医生 m 和手术日期 n 的概率 $P_{imn}(Q)$ 如式（2.2）所示：

$$P_{imn}(Q) = \frac{b_{mn} \exp(u_{imn})}{\sum\limits_{m,n \in Q} b_{mn} \exp(u_{imn})} \qquad (2.2)$$

2.2.3 医院对病人偏好的响应程度

从医院的角度来看，有限的手术室资源不可能满足所有病人对主刀医生和手术日期的偏好，只能尽量满足病人偏好，从全局上最大化所有病人的总体效用。

医院对病人 i 主刀医生偏好的响应程度将用 f_{ij}^m 与 $\bar{f}$ 的比值来衡量，即 $\dfrac{f_{ij}^m}{\bar{f}}$。其中，$f_{ij}^m$ 由式（2.3）确定。在式（2.3）中，$m=j$ 意味着病人 i 偏好主刀医生 m

而医院恰好满足病人的主刀医生偏好，可以确定 $0<\dfrac{f_{ij}^{m}}{f}\leqslant 1$。

$$f_{ij}^{m}=\begin{cases}\overline{f} & m=j\\ \overline{f_1} & m\neq j\end{cases}\qquad(2.3)$$

医院对病人 i 手术日期偏好的响应程度 d_{it}^{n} 由式（2.4）确定。显而易见，当 $n=t$ 时，$d_{it}^{n}=1$，此时医院满足病人的手术日期偏好，使得病人效用达到最大。

$$d_{it}^{n}=1-\frac{|n-t|}{|T|}\qquad(2.4)$$

因此，医院对病人 i 偏好的主刀医生 m 和手术日期 n 的满足程度 S_{ijt}^{mn} 可由式（2.5）确定。式中，由于 $0<\dfrac{f_{j}^{m}}{\overline{f}}+d_{it}^{n}\leqslant 2$，为了保持 S_{ijt}^{mn} 的取值在 0 到 1 之间，对 $\dfrac{f_{j}^{m}}{\overline{f}}+d_{it}^{n}$ 进行了归一化处理。

$$S_{ijt}^{mn}=\frac{1}{2}\left(\frac{f_{j}^{m}}{\overline{f}}+d_{it}^{n}\right)\qquad(2.5)$$

将病人 i 对主刀医生和手术日期偏好 $P_{imn}(Q)$ 与医院对病人手术偏好的满足程度 S_{ijt}^{mn} 相乘可得病人 i 的满意度。该满意度指标的计算方式符合医院实际情况，尽管大型综合级医院的各种资源要比其他医院更为丰富，但是主刀医生和手术室仍然是宝贵的稀缺资源，医院只能根据实际情况来满足病人的手术偏好。

2.2.4　MILP 模型

以最大化病人吞吐量、最大化病人满意度及最小化手术室超时时长为优化目标，本章为考虑病人满意度的手术室调度问题建立了 MILP 模型，相关假设如下。

（1）规划周期为一周（5 天），规划周期内可执行手术的主刀医生数量及其工作时长已知，手术室开放数量和开放时间已知。

（2）假设医院允许手术室超时，手术室每天的开放时间由两部分组成，正常开放时间 l 和最大超时开放时长 A。

（3）等待队列的手术病人数量大于规划周期内所能完成的最大手术数量。

（4）假设所研究病人手术是所有级别医生都可以执行的，不涉及手术分级管理制度中必须要求主任医生完成的高风险手术。

考虑病人满意度的手术室调度问题的 MILP 模型如下所示：

$$\max \frac{w_1}{|I|}\sum_{i\in I}\sum_{j\in J}\sum_{t\in T}\sum_{k\in K}x_{ijtk} + \frac{w_2}{|I|}\sum_{i\in I}\sum_{(j,\ t)\in H,(m,\ n)\in H}P_{imn}(Q)S_{ijt}^{mn}y_{ijt} - \frac{w_3}{A|T||K|}\sum_{t\in T}\sum_{k\in K}\mathrm{OT}_{tk}$$

$$(2.6)$$

$$\text{s.t. } y_{ijt} = \sum_{k\in K}x_{ijtk} \quad \forall i\in I,(j,t)\in H \qquad (2.7)$$

$$\sum_{(j,t)\in H}y_{ijt} \leqslant 1 \quad \forall i\in I \qquad (2.8)$$

$$\sum_{(j,t)\in H}\sum_{k\in K}x_{ijtk} \leqslant 1 \quad \forall i\in I \qquad (2.9)$$

$$\sum_{i\in I}\sum_{k\in K}p_i x_{ijtk} \leqslant D_{jt} \quad \forall (j,t)\in H \qquad (2.10)$$

$$B_{i't} + M\left(2 - \sum_{j\in J}x_{ijtk} - \sum_{j'\in J}x_{i'j'tk}\right) \geqslant B_{it} + \sum_{j\in J}p_i x_{ijtk} - M(1-\gamma_{ii'})$$
$$(2.11)$$
$$\forall i\in I,\ i'\in I,\ t\in T,\ k\in K\,|\,i<i',\ (j,t)\in H,(j',t)\in H$$

$$B_{it} + M\left(2 - \sum_{j\in J}x_{ijtk} - \sum_{j'\in J}x_{i'j'tk}\right) \geqslant B_{i't} + \sum_{j\in J}p_{i'} x_{i'j'tk} - M\gamma_{ii'}$$
$$(2.12)$$
$$\forall i\in I,\ i'\in I,\ t\in T,\ k\in K\,|\,i<i',(j,t)\in H,(j',t)\in H$$

$$B_{i't} + M\left(2 - \sum_{k\in K}x_{ijtk} - \sum_{k'\in K}x_{i'jtk'}\right) \geqslant B_{it} + \sum_{k\in K}p_i x_{ijtk} - M(1-\gamma_{ii'})$$
$$(2.13)$$
$$\forall i\in I,\ i'\in I,\ j\in J,\ t\in T\,|\,i<i',(j,t)\in H$$

$$B_{it} + M\left(2 - \sum_{k\in K}x_{ijtk} - \sum_{k'\in K}x_{i'jtk'}\right) \geqslant B_{i't} + \sum_{k\in K}p_{i'} x_{i'jtk'} - M\gamma_{ii'}$$
$$(2.14)$$
$$\forall i\in I, i'\in I, j\in J, t\in T\,|\,i<i',(j,t)\in H$$

$$B_{it} + M(1-y_{ijt}) \geqslant O_{jt} \quad \forall i\in I,(j,t)\in H \qquad (2.15)$$

$$B_{it} - M(1-y_{ijt}) + p_i y_{ijt} \leqslant C_{jt} \quad \forall i\in I,(j,t)\in H \qquad (2.16)$$

$$B_{it} + \sum_{j\in J}\sum_{k\in K}p_i x_{ijtk} \leqslant \sum_{j\in J}\sum_{k\in K}(A+l)x_{ijtk}$$
$$(2.17)$$
$$\forall i\in I, t\in T\,|\,(j,t)\in H$$

$$\mathrm{OT}_{tk} + M\left(1 - \sum_{j\in J}x_{ijtk}\right) \geqslant B_{it} + \sum_{j\in J}p_i x_{ijtk} - l$$
$$(2.18)$$
$$\forall i\in I, t\in T, k\in K$$

$$0 \leqslant \mathrm{OT}_{tk} \leqslant A \quad \forall t\in T, k\in K \qquad (2.19)$$

$$x_{ijtk} \in \{0,1\} \quad \forall i\in I,(j,t)\in H,\ k\in K \qquad (2.20)$$

$$y_{ijt} \in \{0,1\} \quad \forall i\in I,(j,t)\in H \qquad (2.21)$$

目标函数（2.6）表示最大化病人吞吐量、最大化病人满意度及最小化手术室超时时长。特别地，为了使得模型容易求解，本章对这三个目标赋予了权重并进行了归一化处理。约束条件（2.7）表示变量 x_{ijtk} 和 y_{ijt} 之间的关系。约束条件（2.8）和约束条件（2.9）表示规划周期内，每个病人的手术最多只能完成一次。约束条件（2.10）限制医生每天实际工作时长不能超过医生最大工作时长。约束条件（2.11）和约束条件（2.12）表示规划周期内每天同一个手术室内病人的手术时间不能相互重叠。约束条件（2.13）和约束条件（2.14）表示规划周期内每天每个主刀医生在执行手术过程中，禁止手术时间相互重叠。约束条件（2.15）~约束条件（2.17）表示对决策变量 B_{it} 的限制。约束条件（2.18）和约束条件（2.19）用于计算手术室 k 在规划周期内第 t 天超时时长。约束条件（2.20）和约束条件（2.21）表示决策变量 x_{ijtk} 与决策变量 y_{ijt} 是 0~1 变量。

2.3　快速枚举构造算法设计

前期实验测试发现，即使是求解小规模的问题算例，通用求解器 Gurobi 也无法在较短时间内完成。为此，本章提出了快速枚举构造算法来提高该问题的求解效率。

2.3.1　解表示与算法框架

手术组合 ST 是本章所研究问题的解的基本表示单位，是一个包含了一台可执行手术的所有相关信息的 7 元组，包括医生、手术室、时间块、病人、日期、开始时间和该手术造成的超时时长，简写为 $ST = (j,k,b,i,t,st,ot)$。基于此，本章所研究问题的解可以表示为手术组合的集合，即 $sol = \{SC_i | i \in I'\}$，$I' \subset I$ 表示最终被安排的病人集合。

本章提出的快速枚举构造算法采用多轮迭代的方式，每一轮将枚举可能的手术组合，并根据评价函数选择最佳的手术组合插入可行解中。新手术组合插入可能导致产生的新解不可行，因此随后需要对新解进行后评估，剔除不可行的手术组合。上述过程将反复执行，直到既无能够改进目标函数值的手术组合加入，也无不可行手术组合剔除为止。特别地，在算法实际运行过程中，设置了一个手术室调度信息集合 ORI 来存储每天每个时间块下各手术室使用时长和各医生工作时长等相关时间信息，使得在每一轮新手术组合添加时，可以直接计算手术室超时时长与单位时间目标改变估计值。快速枚举构造算法框架主要步骤如下所示：

步骤 1：初始化。初始化未安排的手术集合 $NS \leftarrow I$，超时时长 $OT_{tk} \leftarrow 0$，解 $Sol \leftarrow \varnothing$，以及手术室调度信息集合 $ORI \leftarrow \{ET_{tkb}, LJ_{tkb}, LP_{tkb}, LT_{jtb}\}$。其中，第 t 天手术室 k 在时间块 b 最后一台手术的结束时间 $ET_{tkb} \leftarrow 0$，最后一台手术的主刀医生 $LJ_{tkb} \leftarrow \varnothing$，最后一台手术 $LP_{tkb} \leftarrow \varnothing$，第 t 天医生 j 在时间块 b 最后一台手术的结束时间 $LT_{jtb} \leftarrow 0$。

步骤 2：最佳手术组合搜索。根据当前手术室信息集合 ORI，从未安排的手术集合中选择最佳的手术组合 ST^*，计算其目标改变估计值 v^*。详细过程见 2.3.3 节。

步骤 3：若最佳手术组合的目标改变估计值 $v^* < 0$，则转至步骤 6，否则添加该手术组合至解中 $Sol \leftarrow Sol \cup \{ST^*\}$，并根据新解更新手术室信息 ORI。

步骤 4：手术组合插入后评估。新手术组合插入可能导致解不可行，因此需要对新解进行后评估，更新解信息并剔除不可行的手术组合 ST^d，更新未安排的手术集合 $NS \leftarrow NS \setminus \{i^* | i^* \in ST^*\} \cup \{i^d | i^d \in ST^d\}$。详细过程见 2.3.4 节。

步骤 5：重复执行步骤 2~步骤 4，直到待安排的手术集合为空。

步骤 6：根据目标函数计算目标值，并返回可行解及目标值。

2.3.2　评价函数

在本章提出的快速枚举构造算法中，评价函数至关重要，其作用是在每轮手术组合插入前估计每个手术组合插入后目标值的改变量，以确定改变量最大的手术组合。确定最佳手术组合的过程本质上是一个排序过程，高质量的排列顺序应该同时兼顾对当前和后续目标改变估计量的影响。

在现有手术室调度问题研究中，一般将病人手术时长总量作为决策手术次序的评价函数。例如，当使用启发式策略对病人进行排序时，一般把病人手术时长作为排序对象进行降序排列、升序排列或者随机排列。总体来看，当采用降序排列并依次调度手术组合时，手术调度方案中将包含过多手术时长较长的手术组合，可能导致手术室超时时长过长，以及导致手术调度方案包含的手术组合数量减少。相应地，当采用升序排列并依次调度手术组合时，手术调度方案中将包含更多手术时长较短的手术组合，可以降低手术室超时时长过长的可能性，并且增加手术调度方案包含的手术组合数量。根据以上分析可以发现，当根据病人手术时长进行升序排序时，在一定程度上可以兼顾手术组合数量与超时时长两个目标，实现目标值当前改变量与后续改变量的统一。

考虑病人满意度的手术室调度问题引入了最大化病人满意度这一目标，而病人对医生的满意度与该病人的手术时长无关。为了让评价函数能够兼顾三个优化目标，本章研究以单位时间目标改变估计量为评估函数对手术组合进行排序并判断其能否加入解中。如图 2.1 所示，若采用总目标值改变量作为评价函数，应选择病人 i_1；而若以单位时间目标值改变量作为评价函数，则应选择病人 i_2。选择 i_2 虽然对当前总目标值的改进不是最优的，但是最终找到高质量解的可能性更大。

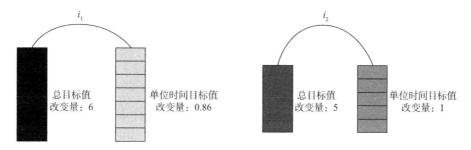

图 2.1　不同评价函数下手术组合的比较

单位时间目标改变估计值的计算如式（2.22）所示：

$$g\left(\mathrm{ST}_{ijt}\right) = \frac{1}{p_i}\left(\frac{w_1}{|I|} + \frac{w_2}{|I|}\sum_{(j,t)\in H}\mathrm{PS}_{ijt} - \frac{w_3}{A|T||K|}\mathrm{OT}_{itk}\right) \quad （2.22）$$

其中，OT_{itk} 表示第 t 天手术室 k 由于病人 i 手术的加入而造成的超时时长。若病人 i 加入后导致了超时时长产生，则该超时时长可以看作对包含病人 i 的手术组合的惩罚。

2.3.3　最佳手术组合搜索

最佳手术组合搜索这一步骤的作用是根据当前解信息确定下一个待插入的最佳手术组合。特别地，为了降低计算开销，只对部分高质量的手术组合进行了评估。最佳手术组合搜索主要包括以下四个步骤。

步骤 1：初始化。初始化医生工作安排集合 SAS $\leftarrow \varnothing$，候选手术组合集合 PST $\leftarrow \varnothing$。

步骤 2：根据当前手术室调度信息，依医生–手术室–手术块分配规则，安排各医生在各天的工作的手术块 b_{jt} 和手术室 k_{jt}，并更新医生工作安排集合 SAS $= \left\{\left(j, k_{jt}, b_{jt}, t\right) \mid j \in J, t \in T\right\}$。

步骤 3：根据医生工作安排，枚举所有可能的手术组合，并根据开始时间和超时时长的估计方法计算 st 和 ot，然后更新手术组合集合 PST $= \left\{\left(j, k_{jt}, b_{jt}, i, t, st, ot\right) \mid i \in \mathrm{NS}, j \in J, t \in T\right\}$。

步骤4：根据式（2.22）从手术组合集合中选择最佳的手术组合ST^*，并返回最佳手术组合ST^*及其目标改变值v^*。

上述步骤中需要注意的是，如果直接枚举每一个手术组合(j,k,b,i,t,st,ot)，那么枚举的规模将是$|J| \times |K| \times |B| \times |I| \times |T|$，而采用医生-手术室-手术块分配规则推荐合适的手术室和手术块给医生并枚举有潜力的手术组合，那么枚举的规模将是$|J| \times |I| \times |T|$，这样做将有效减小计算量并提高搜索效率。

下面将详细介绍手术室和手术块推荐规则，以及该规则下手术开始时间与手术室超时时长计算。

1. 手术室和手术块推荐规则

根据规划周期内已安排手术的情况，可以获取当前迭代步骤下每天每间手术室每个手术块的最后一台手术结束时间tr_{kb}和执行最后一台手术的医生j_{tkb}，医生j_1在上午被分配手术的结束时间tj_m和下午被分配手术的结束时间tj_a，上午手术块执行的最后一台手术m及其开始时间B_m，下午最后一台手术a和其开始时间B_a。

在规划周期内的日期t_1下，对医生j_1推荐手术室和手术块遵循如下几项规则。

规则1：适用于只工作半天的医生，即医生只在上午工作（block=1）或只在下午工作（block=2）。

（1）手术室推荐。假设被推荐的医生j_1只在上午工作，若在第t_1天，第1个手术块中，该医生执行了某手术室的最后一台手术，即存在$j_{t_1k,1} = j_1$，$\forall k \in K$，则推荐医生j_1去该手术室进行手术，否则推荐医生j_1去$\min(tr_{kb} - tj_m)$对应的手术室k，$tr_{kb} - tj_m > 0$。只在下午工作的医生同样遵循上述规则。

（2）手术块推荐。手术块推荐与医生排班保持一致，即只在上午工作的医生推荐block=1，只在下午工作的医生推荐block=2。

规则2：适用于全天工作的医生。

（1）手术室推荐。先尝试对医生j_1推荐block=1手术块下的手术室。若第1个手术块中，存在某手术室最后一台的手术完成时间$B_a + p_a < $blocklength，否则对医生$j_1$推荐block=2手术块下的手术室。若该医生执行了某手术室的最后一台手术，即存在$j_{t_1k,1} = j_1$，$\forall k \in K$，且手术完成时间$B_i + p_i < $blocklength，则推荐医生$j_1$去该手术室，否则推荐医生$j_1$去$\min(tr_{kb} - tj_m)$对应的手术室$k$，$tr_{kb} - tj_m > 0$。

若block=1手术块下没有合适的手术室，则对医生j_1推荐block=2手术块下的手术室。若该医生执行了某手术室的最后一台手术，即存在$j_{t_1k,2} = j_1$，$\forall k \in K$，且手术完成时间$B_a + p_a < 2$blocklength，则推荐医生j_1去该手术室，否则推荐医生j_1去$\min(tr_{kb} - tj_a)$对应的手术室k，$tr_{kb} - tj_a > 0$。

（2）手术块推荐。手术块推荐与手术室推荐过程中的手术块保持一致。

2. 手术开始时间与手术室超时时长计算

根据规划周期内已安排手术的情况，可以获取当前迭代步骤下每天每个医生在上午被分配手术的结束时间 tj_m 和下午被分配手术的结束时间 tj_a，每一间手术室上午手术块执行最后一台手术 m 和其开始时间 B_m，下午最后一台手术 a 和其开始时间 B_a。

针对枚举的初始手术组合 $(j_1, k_1, b_1, i_1, t_1, \text{num}_1)$，手术开始时间与手术室超时时长估计方法如下。

方法 1：适用于被推荐的手术块 $b_1 = 1$。

手术室超时时长估计。若不存在手术 m，且 $p_{i_1} \leqslant \text{blocklength}$，则超时时长 $ot = 0$；若被推荐手术室 k_1 的上午结束时间 $\max(B_m + p_m, tj_m) + p_{i_1} \leqslant \text{blocklength}$，则超时时长 $ot = 0$；若被推荐的手术室上午结束时间 $\max(B_m + p_m, tj_m) + p_{i_1} > \text{blocklength}$，且 $B_a + p_a + (\max(B_m + p_m, tj_m) + p_{i_1} - \text{blocklength}) \leqslant l + A$，则 $ot = (l - B_a + p_a) - (\max(B_m + p_m, tj_m) + p_{i_1} - \text{blocklength})$。否则 $ot = \text{INF}$。

手术开始时间估计。若不存在手术 m，则 $B_1 = 0$；若存在，且 $ot \neq \text{INF}$，$B_1 = \max(B_m + p_m, tj_m)$。否则 $B_1 = \text{INF}$。

方法 2：适用于被推荐的手术块 $b_1 = 2$。

手术室超时时长估计。若不存在手术 a，且 $p_{i_1} \leqslant \text{blocklength}$，则超时时长 $ot = 0$；若被推荐的手术室 k_1，下午手术结束的时间 $\text{mix}(B_a + p_a, tj_a) + p_{i_1} \leqslant \text{blocklength}$，则超时时长 $ot = 0$；若被推荐的手术室下午结束时间 $2\text{blocklength} < \text{mix}(B_a + p_a, tj_a) + p_{i_1} \leqslant l + A$，则 $ot = l - B_a + p_a$，否则 $ot = \text{INF}$。

2.3.4　手术组合插入后评估

手术组合插入后评估这一步骤的作用是精确估计解 Sol 中每个手术组合的开始时间及其产生的超时时长，并删除一些不可行的手术组合以修复解的可行性。在插入最佳手术组合后，若一个新的手术组合被安排在某天上午时间块的某个手术室中，且该手术室下午已经安排了手术，则在下午时段的手术都可能推迟，导致新解变为不可行。图 2.2 通过一个简单的例子对这种情况进行了说明。给定四位外科医生 j_1、j_2、j_3 和 j_4，其中有两位医生全天工作，一位在上午工作，一位在下午工作。当前解中已经安排了 6 台手术 i_0、i_1、i_2、i_3、i_4 和 i_5，其主刀医生分别为 j_2、j_1、j_4、j_2、j_3、j_4。假设通过最佳手术组合搜索获得一个新的手术组合 $\text{ST} = (j_1, r_1, \text{MB}, i_6, t, st, ot)$。若把该手术组合插入解 Sol 中，手术 i_6 与 i_2 将发生重叠。为了修复解的可行性，需要推迟手术 i_2、i_4 和 i_5 的开始时间，并剔除结束时间超过超时时长限制的手术 i_5。

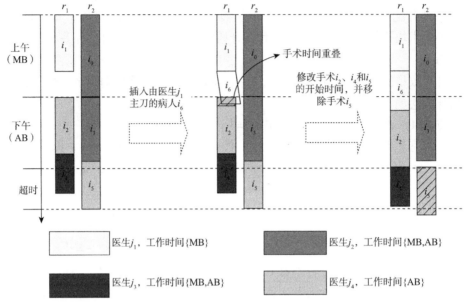

图 2.2　可行解修复示意图

在快速枚举构造算法中，当插入的手术组合满足以下条件时，就会触发手术组合后评估步骤。

步骤 1： 新插入的手术组合被分配到早上时间块。

步骤 2： 该手术组合的结束时间超过早上时间块的常规时间。

步骤 3： 该手术组合所插入的手术室在当日下午已被安排了手术。

手术组合插入后评估的主要步骤如下。

步骤 1： 初始化。初始化待剔除的病人集合 $RS \leftarrow \varnothing$，手术室调度信息集合 $ORI^* \leftarrow ORI$。

步骤 2： 提取手术队列。根据新手术组合 ST 中的日期 t，提取该日下午所有的手术队列 iOrder，以及各手术所安排的手术室 k_i 和所分配的医生 j_i。特别地，该队列将根据手术的开始时间进行排序。

步骤 3： 根据步骤 2 中提取的排序信息，计算各手术的开始时间和手术室超时时长。

步骤 4： 更新 ORI^* 信息及 Sol 中相关病人的时间信息，从解 Sol 中剔除掉结束时间超过允许最大超时的手术组合，并将上述病人记录在集合 RS 中。

2.4　实　验　测　试

本节将通过实验测试分析前文提出的快速枚举构造算法的性能。2.4.1 节和 2.4.2 节分别介绍了实验环境与 Gurobi 求解器调参和数据集，2.4.3 节重点分析了实验结果。

2.4.1　实验环境与 Gurobi 求解器调参

实验中，本章分别采用快速枚举算法和通用求解器 Gurobi 对 MILP 模型进行了求解。快速枚举构造算法使用 MATLAB 2020a 编写，在 Intel（R）Xeon（R）Gold 6226R（16 cores）2.90GHz CPU 和 256GB RAM 的集群服务器上执行，通用求解器 Gurobi 使用了 9.0.3 版本，其最大运行时间是 3 600 秒。

针对不同复杂度的模型，Gurobi 需要有针对性地调整求解过程中使用到的一些参数，以提高其求解性能。Gurobi 在理论上能够求得问题的最优解，但是在求解本章提出的 MILP 模型时，即使给定 7 200 秒的最大运行时间，Gurobi 也只能获得 Gap 很小的解，无法获得问题的最优解。为了减少 Gurobi 的运行时间，实验中将 Gurobi 求解器的 MIP 参数 MIPFocus 设置为 1（即搜索过程中不去尝试获得模型的最优解）。

当算例规模较小时，Gurobi 默认的参数设置能够很好地满足求解需求，因此不需要特别地进行修改。当算例规模大于 400 时，对 Cuts 参数（控制搜索过程中使用割平面方法的程度）和 Heuristics 参数（控制根节点搜索时间中使用启发式方法耗时的比例）进行特别设置能够进一步提升 Gurobi 的求解性能。当求解本章提出的 MILP 模型时，为了保证求解过程中在根节点上所有搜索不使用任何割平面方法，只使用 Gurobi 自带的启发式方法获得根节点上松弛上界，将 Cuts 参数设为 0。这样做是因为传统的割平面方法时间开销很大，当问题规模复杂度较高时，在短时间内很难快速找到松弛上界，而使用启发式方法能够较快获得根节点的松弛上界。对于 Heuristics 参数，通过多次实验，发现本章实验中将其取值设定为 0.15 最为合适。

2.4.2　数据集

结合问题假设和西安市某三级甲等医院的实际运行情况，本小节生成了符合要求的测试数据集。

手术室规划周期设定为 1 周（不考虑周末），实际调度天数为 5 天。对于所有的手术室，每天手术室正常开放时间设为 480 分钟，假设手术室最大允许超时开放时间为 240 分钟。大部分文献中，手术室开放数量设定为 4 和 8，本章进一步增加了 6 和 10 两种取值情况。相应地，病人规模这一参数也设定了更多的取值情况，分别为 100、200、300、400、500 和 600。手术时长 p_i 由三部分时间组成，包括手术准备时间、手术执行时间和手术清理时间。受多种因素影响，手术时长 p_i 并不是一个确定量[121]，相关文献中一般假设手术时长服从正态分布[83, 122]或者对数正态分布[96, 100, 122]。本章假设病人手术时长 p_i 服从对数正态分布 $\ln p_i \sim N(\mu, \delta^2)$，均值 μ 随机且均匀地从集合 $\{60,120,180,240\}$ 中取得。标准差 δ 与系数 CV 和均值 μ 有关，即 $\delta = \mathrm{CV} \times \mu$，其中系数 CV 随机且均匀地从集合 $\{0.1, 0.2, 0.3, 0.4\}$ 中取得。

根据西安市某三级甲等医院各科室医生数据，规划周期内医生人数的取值有 15、20 和 25 三种情况，不同医生规模下各级别医生数量如表 2.2 所示。医生在规划周期内工作时间是以 240 分钟（半天）为单位，且不同级别医生工作时间不同。对于级别为教授和副教授的医生，除了在医院坐诊和做手术外，他们通常还在所隶属高校或者研究机构承担教职工作，而普通主治医生通常全职在医院工作，除了坐诊就是做手术。因此，本章假设级别为教授的医生一周工作（执行手术，下同）3 个时间单位，级别为副教授的医生一周工作 4 个时间单位，普通主治医生一周工作 5 个时间单位，每个医生在规划周期内具体工作日期将根据上述要求的工作时长随机生成。各级别医生在规划周期内每天最大工作时间等于正常工作时间与手术室允许最大超时时长之和，即医生 j 在规划周期内第 t 天的最大手术时长 D_{jt}。

表 2.2　不同医生规模下各级别医生数量

主刀医生	$|J|=15$	$|J|=20$	$|J|=25$
教授	4	6	8
副教授	9	11	13
主治医生	2	3	4

若病人 i 偏好的主刀医生 m 级别为教授，则该主刀医生 m 所带来的效用 r_{im} 服从均匀分布[3,4]。若病人 i 偏好的主刀医生 m 级别为副教授，则该主刀医生 m 所带来的效用 r_{im} 服从均匀分布[1,3]。若病人 i 偏好的主刀医生 m 级别为主治医生，则该主刀医生 m 所带来的效用 r_{im} 服从均匀分布[0,1]，效用值的精度为 0.1。基于

文献[118]中对偏好模型相关参数的确定方法，设置医院满足病人偏好的主刀医生 m 给病人所带来的平均效用 $\bar{f} = 2$，而医院没有满足病人偏好的主刀医生 m 给病人所带来的平均效用 $\bar{f}_1 = 1$。

根据上述设定，本章生成小规模算例和大规模算例。在小规模算例中，当病人规模为 100 时，主刀医生数量有 15、20 和 25，手术室开放数量有 4、6 和 8；当病人规模为 200 时，主刀医生数量的取值情况不变，但手术室开放数量只有 6 和 8。在大规模算例中，病人规模有 300、400、500 和 600，主刀医生数量有 15、20 和 25，手术开放数量有 6、8 和 10。

对于 MILP 模型中考虑的三个优化目标（最大化病人吞吐量、最大化病人满意度和最小化手术室超时时长），本章采用了给优化目标赋予权重并归一化的方式将多目标优化问题转化为单目标优化问题。在设定权重时，手术室部门是医院重要的收入来源，而病人吞吐量能够较为直观地反映手术室部门的收入情况，因此病人吞吐量这一优化目标最为重要，其权重 $w_1 \geqslant 0.5$。病人满意度能够反映医院手术服务的质量高低，是提升医院形象和竞争力的重要指标，因此其权重大于手术室超时时长。由此可以得知，$w_1 > w_2 > w_3$ 且 $w_1 + w_2 + w_3 = 1$。以 0.1 为权重的最小变化单位，总共可以产生 4 种权重组合。每种权重组合代表了一种情境，所有实验测试均在下面 4 种情境中执行。

情境 I：$w_1 = 0.7$，$w_2 = 0.2$，$w_3 = 0.1$；

情境 II：$w_1 = 0.5$，$w_2 = 0.3$，$w_3 = 0.2$；

情境 III：$w_1 = 0.6$，$w_2 = 0.3$，$w_3 = 0.1$；

情境 IV：$w_1 = 0.5$，$w_2 = 0.4$，$w_3 = 0.1$。

2.4.3 快速枚举构造算法性能

本小节将通过相对偏差率和计算时间两个指标来衡量算法性能。在小规模算例中，相对偏差率 Gap 反映了快速枚举构造算法或 Gurobi 获得的最好解与 Gurobi 获得的最优上界的差距，其计算公式为 $\text{Gap} = (\text{UB} - \text{Obj}) / \text{UB} \times 100\%$，其中，UB 表示 Gurobi 获得的松弛上界，Obj 表示快速枚举构造算法或 Gurobi 获得的最好解。表 2.3~表 2.6 分别展示了小规模算例在不同情境中的测试结果。

表 2.3 情境 I 的对比结果

算例				Gurobi				快速枚举构造		
序号	$\|I\|$	$\|J\|$	$\|K\|$	Obj	UB	Gap	时间/秒	Obj	Gap	时间/秒
1	100	15	4	0.596	0.826	27.85%	3 600	0.818	**0.97%**	4.60

续表

算例				Gurobi				快速枚举构造		
序号	$|I|$	$|J|$	$|K|$	Obj	UB	Gap	时间/秒	Obj	Gap	时间/秒
2	100	15	6	0.766	0.826	7.26%	3 600	0.825	**0.12%**	4.24
3	100	15	8	0.807	0.826	2.30%	3 600	0.825	**0.12%**	4.23
4	100	20	4	0.598	0.827	27.69%	3 600	0.819	**0.97%**	4.82
5	100	20	6	0.77	0.827	6.89%	3 600	0.825	**0.24%**	5.45
6	100	20	8	0.818	0.827	1.09%	3 600	0.826	**0.12%**	4.84
7	100	25	4	0.58	0.828	29.95%	3 600	0.821	**0.85%**	6.29
8	100	25	6	0.777	0.828	6.16%	3 600	0.826	**0.24%**	6.31
9	100	25	8	0.82	0.828	0.97%	3 600	0.827	**0.12%**	6.27
10	200	15	6	0.511	0.761	32.85%	3 600	0.737	**3.15%**	13.11
11	200	15	8	0.581	0.761	23.65%	3 600	0.753	**1.05%**	13.06
12	200	20	6	0.506	0.824	38.59%	3 600	0.741	**10.07%**	15.11
13	200	20	8	0.621	0.824	24.64%	3 600	0.805	**2.31%**	15.21
14	200	25	6	0.491	0.827	40.63%	3 600	0.758	**8.34%**	21.50
15	200	25	8	0.595	0.827	28.05%	3 600	0.817	**1.21%**	21.60

注：Gap 是反映求解方法性能优劣的重要指标，通过加黑来突出 Gurobi 和快速枚举构造中结果更好（更小）的值，表 2.4~表 2.6 同此

表 2.4　情境 II 的对比结果

算例				Gurobi				快速枚举构造		
序号	$|I|$	$|J|$	$|K|$	Obj	UB	Gap	时间/秒	Obj	Gap	时间/秒
1	100	15	4	0.450	0.689	34.69%	3 600	0.674	**2.22%**	4.61
2	100	15	6	0.604	0.689	12.34%	3 600	0.688	**0.17%**	4.30
3	100	15	8	0.655	0.689	4.93%	3 600	0.688	**0.17%**	4.69
4	100	20	4	0.465	0.690	32.61%	3 600	0.676	**2.05%**	4.93
5	100	20	6	0.606	0.690	12.17%	3 600	0.688	**0.26%**	4.92
6	100	20	8	0.675	0.690	2.17%	3 600	0.689	**0.19%**	4.96
7	100	25	4	0.443	0.693	36.08%	3 600	0.680	**1.91%**	6.59
8	100	25	6	0.616	0.693	11.11%	3 600	0.689	**0.51%**	6.57
9	100	25	8	0.682	0.693	1.59%	3 600	0.690	**0.37%**	6.55
10	200	15	6	0.384	0.634	39.43%	3 600	0.572	**9.80%**	12.72
11	200	15	8	0.445	0.634	29.81%	3 600	0.584	**7.82%**	13.02
12	200	20	6	0.371	0.686	45.92%	3 600	0.568	**17.16%**	14.91
13	200	20	8	0.450	0.686	34.40%	3 600	0.654	**4.60%**	15.68
14	200	25	6	0.356	0.691	48.48%	3 600	0.585	**15.28%**	21.63
15	200	25	8	0.458	0.691	33.72%	3 600	0.672	**2.78%**	22.25

表 2.5　情境Ⅲ的对比结果

算例				Gurobi				快速枚举构造		
序号	$|I|$	$|J|$	$|K|$	Obj	UB	Gap	时间/秒	Obj	Gap	时间/秒
1	100	15	4	0.560	0.789	29.02%	3 600	0.779	**1.28%**	4.65
2	100	15	6	0.732	0.789	7.22%	3 600	0.788	**0.13%**	4.44
3	100	15	8	0.773	0.789	2.03%	3 600	0.788	**0.13%**	4.35
4	100	20	4	0.558	0.790	29.37%	3 600	0.780	**1.30%**	4.90
5	100	20	6	0.741	0.790	6.20%	3 600	0.788	**0.23%**	4.87
6	100	20	8	0.772	0.790	2.28%	3 600	0.789	**0.17%**	4.89
7	100	25	4	0.528	0.793	33.42%	3 600	0.782	**1.37%**	6.55
8	100	25	6	0.736	0.793	7.19%	3 600	0.789	**0.45%**	6.54
9	100	25	8	0.783	0.793	1.26%	3 600	0.790	**0.33%**	6.54
10	200	15	6	0.479	0.726	34.02%	3 600	0.701	**3.50%**	13.42
11	200	15	8	0.547	0.726	24.66%	3 600	0.716	**1.42%**	13.43
12	200	20	6	0.469	0.786	40.33%	3 600	0.703	**10.51%**	15.59
13	200	20	8	0.574	0.786	26.97%	3 600	0.769	**2.12%**	15.66
14	200	25	6	0.423	0.791	46.52%	3 600	0.721	**8.89%**	22.21
15	200	25	8	0.552	0.791	30.21%	3 600	0.778	**1.62%**	22.35

表 2.6　情境Ⅳ的对比结果

算例				Gurobi				快速枚举构造		
序号	$|I|$	$|J|$	$|K|$	Obj	UB	Gap	时间/秒	Obj	Gap	时间/秒
1	100	15	4	0.526	0.752	34.69%	3 600	0.740	**1.57%**	4.68
2	100	15	6	0.677	0.752	12.34%	3 600	0.751	**0.18%**	4.36
3	100	15	8	0.730	0.752	4.93%	3 600	0.751	**0.18%**	4.38
4	100	20	4	0.531	0.753	32.61%	3 600	0.741	**1.60%**	4.90
5	100	20	6	0.694	0.753	12.17%	3 600	0.751	**0.27%**	4.83
6	100	20	8	0.738	0.753	2.17%	3 600	0.752	**0.19%**	4.88
7	100	25	4	0.519	0.757	36.08%	3 600	0.744	**1.77%**	6.60
8	100	25	6	0.695	0.757	11.11%	3 600	0.753	**0.58%**	6.54
9	100	25	8	0.738	0.757	1.59%	3 600	0.754	**0.41%**	6.57
10	200	15	6	0.460	0.691	39.43%	3 600	0.663	**4.01%**	13.39
11	200	15	8	0.518	0.691	29.81%	3 600	0.678	**1.81%**	13.28
12	200	20	6	0.429	0.748	45.92%	3 600	0.666	**10.96%**	15.33
13	200	20	8	0.554	0.748	34.40%	3 600	0.730	**2.35%**	15.45
14	200	25	6	0.391	0.755	48.48%	3 600	0.683	**9.59%**	21.78
15	200	25	8	0.438	0.755	33.72%	3 600	0.740	**2.02%**	21.67

从表 2.3~表 2.6 可以看出，在所有情境中使用快速枚举构造算法求解小规模算例的相对偏差率 Gap 值均远小于通用求解器 Gurobi，这表明快速枚举构造算法能够获得比 Gurobi 质量更高的解。具体分析各表可以发现以下结论。

（1）在表 2.3 中，当使用快速枚举构造算法时 11 个算例的 Gap 值都不超过 2%，仅算例 12 和算例 14 超过了 5%，而当使用 Gurobi 时，只有 6 个算例的 Gap 值小于 10%，其余算例均超过了 20%。

（2）在表 2.4 中，使用快速枚举构造算法时仅有 2 个算例的 Gap 值大于 10%，其余 13 个算例中有 11 个小于 5%，而当使用 Gurobi 时，除了 3 个算例的 Gap 值小于 5%，其余算例都比较大，其中算例 12 和算例 14 甚至超过 40%。

（3）在表 2.5 和表 2.6 中，使用快速枚举构造算法仍然能够保证绝大部分算例的 Gap 值不超过 2%，而当使用 Gurobi 时仅能保证少数几个算例的 Gap 值不超过 5%，其余算例中绝大部分超过了 10%。

若比较快速枚举构造算法和通用求解器 Gurobi 的求解时间，前者同样表现出更优的求解性能。从表 2.3~表 2.6 中可以发现，对于所有小规模算例，快速枚举构造算法的求解时间均不超过 23 秒，而 Gurobi 的求解时间则达到了设定的最大运行时间。

在求解大规模算例时，Gurobi 无法在设定的最大运行时间内求出算例的上界和最好解，因此无法使用相对偏差率来衡量快速枚举构造算法的性能。表 2.7 展示了快速枚举构造算法在大规模算例上的测试结果，该算法能在 61 秒内求解病人规模为 300 的算例，在 85 秒内求解病人规模为 400 的算例，在 128 秒内求解病人规模为 500 的算例，在 182 秒内求解病人规模为 600 的算例。因此，从计算时间上来看，快速枚举构造算法在求解大规模算例时仍然具有较好的性能。

表 2.7　快速枚举构造算法在求解大规模算例上的测试结果

算例				情境Ⅰ		情境Ⅱ		情境Ⅲ		情境Ⅳ	
序号	$|I|$	$|J|$	$|K|$	Obj	时间/秒	Obj	时间/秒	Obj	时间/秒	Obj	时间/秒
1	300	15	6	0.561	23.94	0.448	23.23	0.533	23.96	0.505	23.36
2	300	15	8	0.575	24.78	0.454	23.54	0.546	24.25	0.518	24.74
3	300	15	10	0.584	23.97	0.459	23.61	0.555	24.38	0.526	23.96
4	300	20	6	0.576	27.97	0.460	27.93	0.547	28.43	0.519	27.73
5	300	20	8	0.655	30.00	0.517	29.46	0.618	30.63	0.584	29.94
6	300	20	10	0.668	30.85	0.524	30.33	0.635	30.57	0.602	30.49
7	300	25	6	0.559	42.14	0.439	42.54	0.529	42.33	0.500	41.35
8	300	25	8	0.653	45.18	0.509	57.01	0.616	45.89	0.578	44.46

续表

算例				情境 I		情境 II		情境 III		情境 IV	
序号	$\lvert I \rvert$	$\lvert J \rvert$	$\lvert K \rvert$	Obj	时间/秒	Obj	时间/秒	Obj	时间/秒	Obj	时间/秒
9	300	25	10	0.735	46.24	0.567	60.27	0.689	47.22	0.644	46.13
10	400	15	6	0.465	35.38	0.373	44.92	0.441	35.49	0.419	35.31
11	400	15	8	0.479	36.55	0.377	35.60	0.454	37.31	0.431	36.28
12	400	15	10	0.487	37.33	0.380	35.80	0.463	37.38	0.439	36.89
13	400	20	6	0.479	43.14	0.384	42.06	0.456	43.12	0.436	45.42
14	400	20	8	0.551	49.37	0.433	45.62	0.522	48.66	0.493	47.02
15	400	20	10	0.570	47.96	0.442	46.82	0.541	48.98	0.512	49.24
16	400	25	6	0.484	65.17	0.390	65.12	0.460	66.23	0.436	67.59
17	400	25	8	0.584	73.02	0.464	72.94	0.554	74.31	0.526	72.86
18	400	25	10	0.651	84.45	0.512	75.68	0.618	77.69	0.586	76.40
19	500	15	6	0.397	47.07	0.321	46.79	0.377	47.83	0.358	46.78
20	500	15	8	0.402	52.16	0.323	47.36	0.382	49.23	0.363	48.18
21	500	15	10	0.410	53.62	0.326	59.08	0.389	50.96	0.368	53.61
22	500	20	6	0.413	58.07	0.335	72.88	0.393	58.67	0.372	59.08
23	500	20	8	0.472	65.19	0.368	66.29	0.447	64.59	0.424	64.21
24	500	20	10	0.488	67.01	0.380	81.24	0.463	66.51	0.438	67.74
25	500	25	6	0.410	88.85	0.333	111.92	0.390	88.31	0.369	87.68
26	500	25	8	0.495	101.79	0.400	127.16	0.470	101.29	0.446	102.32
27	500	25	10	0.563	111.49	0.447	107.75	0.535	108.25	0.507	110.26
28	600	15	6	0.352	62.43	0.279	60.94	0.329	61.87	0.305	60.83
29	600	15	8	0.358	67.88	0.279	61.18	0.333	64.66	0.308	62.27
30	600	15	10	0.368	70.21	0.279	61.73	0.341	67.29	0.315	65.49
31	600	20	6	0.366	77.32	0.300	73.91	0.348	74.63	0.330	74.47
32	600	20	8	0.428	87.13	0.346	83.12	0.407	82.96	0.385	83.46
33	600	20	10	0.435	90.17	0.350	83.23	0.412	85.91	0.390	85.35
34	600	25	6	0.382	127.00	0.306	132.89	0.361	118.83	0.342	119.60
35	600	25	8	0.446	139.58	0.359	157.12	0.424	133.28	0.403	135.02
36	600	25	10	0.511	158.76	0.403	181.63	0.483	145.85	0.456	156.31

对于四种不同情境，本小节还分析了使用快速枚举构造算法和 Gurobi 求解小规模算例时病人吞吐量、病人满意度和手术室超时时长这三个优化目标的变化情况，其结果如图 2.3 所示。分析图 2.3（a）~图 2.3（d）可知，各优化目标在不同情境中的变化趋势具有相似性，且快速枚举构造算法能够获得更大的病人吞吐量、更高的病人满意度和更短的手术室超时时长。

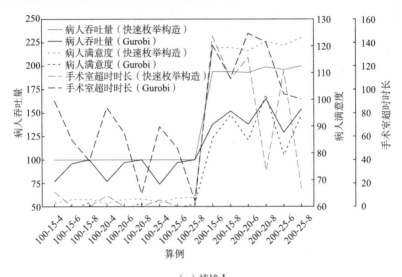

（a）情境 I

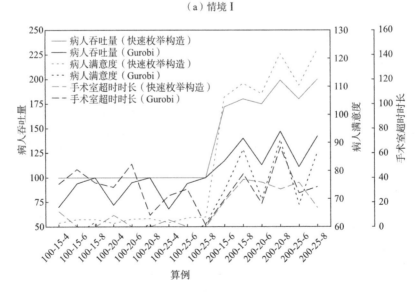

（b）情境 II

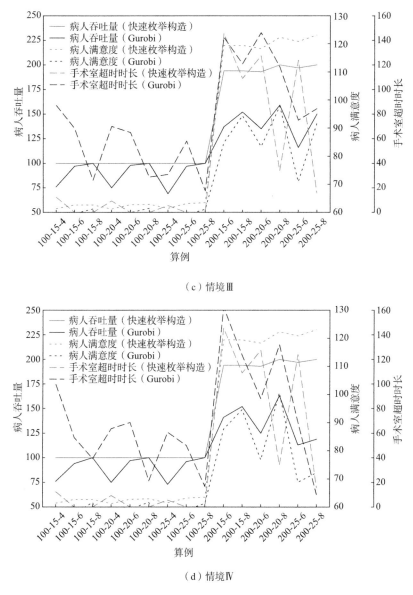

（c）情境Ⅲ

（d）情境Ⅳ

图 2.3 四种情境下三个目标结果的对比

当医生数量和手术室开放数量相同时，病人规模为 200 的算例比病人规模为 100 的算例能够获得更高的满意度。在相同病人规模下，病人满意度会随着医生数量的增加而提高，也会随着手术室开放数量的增加而缓慢提高，这从侧面反映出增加手术室的资源供给能够更好地响应病人对主刀医生和手术日期的偏好，从而有效提高病人满意度。同时，手术室开放数量和医生数量的变化还会影响手术室超时时长，但前者对手术室超时时长的影响更为显著。当手术室开放数量增加时，手术室超时时长将会明显降低。

2.5　本　章　小　结

本章基于我国大型综合医院优势专科内部手术室的实际场景和管理现状，综合考虑了最大化病人吞吐量、最大化病人满意度和最小化手术室超时时长三个优化目标，建立了 MILP 模型来解决手术室调度问题。基于所研究问题本身的特点和性质，设计了快速枚举构造算法来高效地求解不同规模问题算例。经过大量的算例测试和分析，实验结果表明快速枚举构造算法的性能明显优于通用求解器 Gurobi。特别是对于大规模问题算例，快速枚举构造算法能够快速地获得高质量的可行解。

医生是手术的执行者，是手术治疗不可或缺的关键医疗资源。本章模型假设手术时长与医生级别无关，而实际中不同级别医生完成同一类手术的耗时差异很大，后续研究可以考虑医生或者医生团队对手术时长的影响。此外，当医生长时间连续完成手术时，很容易陷入疲劳，后续研究还可以考虑医生的疲劳度，确保制订的手术调度方案能够让医生有充足的休息时间。

第3章 多医院手术室协同调度问题的多算子驱动禁忌搜索算法

推动医院间形成医联体是建立和完善分级诊疗制度的重要抓手，对于缓解我国医疗资源配置不合理、不平衡问题具有重要作用。本章基于我国大力推进医联体建设的现实背景，提出了面向医联体的多医院手术室协同调度问题。通过构建并使用 Gurobi 求解多医院手术室分散调度模型和协同调度模型，对比医院间形成医联体前后对医疗资源的分配和调度能力，从数据科学的角度验证医联体模式的有效性。考虑到 Gurobi 在求解大规模算例时表现出的局限性，本章随后设计了多算子驱动禁忌搜索算法来求解多医院手术室协同调度模型，实验结果表明，该算法能够较为快速地求得不同规模算例的高质量可行解，且具有良好的稳定性。

3.1 引　　言

建立分级诊疗制度的两大抓手是医联体建设和家庭医生签约服务。医联体建设能够调动三级公立医院的积极性并发挥其牵头引领作用，引导不同级别、不同类型的医疗机构开展分工协作，整合并发挥医疗资源的集约优势，推动区域医疗资源共享并促进优质医疗资源下沉，提高医疗服务体系整体能力与绩效。通过大力培养全科医生作为家庭医生，能够发挥家庭医生作为医疗系统"守门人"的作用，提高基层医疗卫生服务水平，引导人民群众进行基层首诊，规范就医秩序。

随着各项政策的出台，医联体建设取得了一些成效。上海瑞金血液医联体在经过一年多的运行后，超过 50%的病人无须在该医院血液科住院，分流效果显著，医联体其他成员单位的病床使用率增加10%~30%。实践结果证明了医联体模式对提升医疗资源利用率具有积极作用。

　　根据医联体内各医疗机构合作的紧密程度可以将其划分为紧密型、半紧密型和松散型三种医联体模式。紧密型医联体通过产权的改革和重组，能够对医联体内各医疗机构的资源进行统一管理，进而实现整体效益的最大化。医疗集团是一种典型的紧密型医联体，通常以一家三级医院为核心，联合一定区域内的二级医院、社区医院。在理论研究和实际情况中，医疗资源高度统一的紧密型医联体被认为是解决医疗资源配置问题的最佳途径[123]。

　　目前，文献中关于医联体的研究主要包括建设模式探索、发展困境及对策分析、实施效果评价。姚品等比较了医疗联盟模式和医院集团模式的区别与联系，分析了两种模式的实施效果，归纳出影响优质医疗资源下沉的因素，建议从做好医疗资源整合、健全医联体相关管理政策、健全医联体考评体系、建立省级横向和纵向优质医疗资源整合平台四个方面提升医疗资源纵向整合效果[124]。刘庆等将医联体的运行模式分为集团化模式、委托代管模式、院办代管模式、医疗协作模式、联合兼并模式和股份制合作模式，分析了在医联体建设中存在的问题，提出要正确定位并充分发挥政府角色，建立健全协调、监督、评价机制，充分发挥经济杠杆作用，加大对基层医疗机构支持力度，建立信息共享平台[125]。张瑞华等对比了松散型、半紧密型和紧密型医联体模式的特点，提出要坚持政府主导与市场补充相结合，针对不同医联体模式制定配套措施，以及增加政府对医联体建设与发展的投入[126]。王东博等发现在医联体建设过程中存在着政策制度不匹配、利益分配及激励机制不完善、资源利用效率不足等问题，建议通过政府主导政策制度匹配，加快医疗质量同质化、健全激励机制和搭建基于物联网的服务平台等，提升医联体的整体服务效能[127]。黄培和易利华分析了医院在建设松散型医联体和紧密性医联体过程中存在的问题，提出医联体的托管形式应该采用紧密直管制，且医联体的建立和完善需要政府顶层设计与医保政策的支持[128]。孙涛等采用解释结构模型法梳理了影响医联体发展的制约因素的逻辑结构和递阶关系，发现医联体实施困境源于"顶层没规则—内部缺机制—运行无规范—个体少协同"的逐级递阶的联动制约[129]。陈昕和管仲军从资源整合角度出发，将区域医联体评价维度分为投入评价、运行评价和产出评价，并解释了每个评价维度的内涵[130]。戴悦等采用德尔菲法，基于"结构-过程-结果"模型构建了紧密型县域医共体绩效评价指标体系，"结构"指标测度了医共体运行所需的组织结构和资源安排，"过程"指标测度了医共体内外部的分工协作与联合服务情况，"结果"指标测度了对服务体系和服务对象的评价[131]。郭贺等借鉴现有文献指标，采用 TOPSIS 法、秩和比法及二者的模糊联合法对我国六大行政区县域医共体的实施效果进行了评价，并为县域医共体建设提出了建议[132]。

　　当前研究聚焦于从宏观层面上分析、评价医联体实施效果，以及针对医联体的发展困境提出改进意见。建设医联体和建立分级诊疗制度从宏观政策层面上指明了解决医疗资源配置不合理、不平衡问题的方向。除此之外，要提高医疗资源的利用效率，还需要解决的问题是如何在医院实际运作过程中对医联体内的各种医疗资源进行合理分配和统筹调度。在单家医院中，医疗资源的分配调度不仅涉及医生、护士、病床、手术室、医疗器械等多种人力和物力资源，还涉及病人的疾病种类和病情轻重缓急，是一项非常复杂的工作。当医院间形成医联体后，病人在医院间的双向转诊、所调度资源种类和数量的增加无疑会进一步增加调度的难度，研究在医联体模式下的医疗资源调度问题具有重要的现实意义。

在医院中，手术室是为病人提供手术治疗和抢救的重要场所，也是医疗资源最为密集的核心部门。适应医联体建设的需要，将手术室调度的研究范围从单医院拓展到多医院，进而统筹调度医联体内的手术室、医生和病床等多种关键资源的多医院手术室联合调度模式，是进一步发挥医联体优势并缓解我国医疗资源供需不平衡问题的有效途径。为此，本章通过构建数学模型对比了医院间形成医联体前后的运行效益，并为调度能力更强的多医院手术室协同调度模型设计了多算子驱动禁忌搜索算法。

3.2　多医院手术室调度模型构建

本章以医疗集团这种紧密型医联体为研究对象，将居于主导地位的三级医院抽象为一家重点医院，将其他医院（包括二级医院、社区医院）抽象为一家普通医院，研究由一家重点医院和一家普通医院组成的多医院手术室调度问题。当重点医院和普通医院形成医联体后，两家医院追求的是整体的效益最优化，本章据此构建了多医院手术室协同调度模型。为了从定量分析的角度验证医联体的实施效果，假设在形成医联体前医院间缺乏紧密合作，重点医院和普通医院均站在各自目标最优化的角度进行手术室调度，本章据此构建了多医院手术室分散调度模型作为对比模型。

3.2.1　多医院手术室调度模型定义

由于多医院手术室调度问题的复杂性，在构建调度模型时需要对考虑的关键要素和基本假设进行解释说明。模型中考虑的关键要素和基本假设如下。

1. 决策层次

本章研究手术病人信息和医院资源数量已知的运作层手术室调度问题，旨在通过对问题的求解获得可行手术调度方案，即决策病人是否安排手术及为其确定具体手术日期、手术室和手术次序。需要注意的是，由于手术室调度问题中研究的病人均为需要做手术的病人，故在本章的描述中"病人"和"手术"两个概念是等价的。

2. 病人类型

急诊病人到达医院的时间存在不确定性，且需要尽快安排手术，调度难度较大，而择期病人在手术前需要提交手术申请，且具体的手术日期有较大的调整空间。因此，本章只研究择期病人的手术室调度问题，并通过在每间手术室内为急诊病人预留手术时间的方式来应对急诊病人的到达。在现实场景中，病人的手术时长具有不确定性，除了使用随机规划和鲁棒优化等方法构建不确定性模型外，也有学者将病人手术时长划分为 15 分钟或者 30 分钟的细小时间片，通过这种方式将带有不确定性的手术时长转化为确定性的手术时长并构建确定性模型。这种划分时间片的方式可以让病人的手术时长更加规则和整齐，有助于医护人员更加方便地执行手术调度方案，本章基于后者完成了多医院手术室调度问题的建模。

模型中对择期病人的假设如下。

（1）每个病人都有其初始就诊医院且已知。

（2）每个病人都有其所属科室且已知。

（3）每个病人的手术时长（按时间片计算）确定且已知。

（4）每个病人的术后恢复时长（按天计算）确定且已知。

（5）每个病人在手术等待列表中的已等待时长（按天计算）已知。

（6）每个病人都有一个反映其病情紧迫程度的病情紧迫系数，病情紧迫系数的大小反映了病人病情恶化速度的快慢。

（7）每个病人根据其手术的难易程度分为简单手术病人和困难手术病人。

3. 医院

目前，我国医疗服务行业存在的现实问题如下：三级医院人满为患，就诊病人数量超过医院的实际承载能力，造成医疗资源短缺，二级医院、社区医院就诊病人数量较少，有一定量的医疗资源未被使用。当医院间形成医联体后，通过对医联体内各医院医疗资源的统筹调度，可以有效缓解各级医院所面临的问题。为了简化问题，重点研究医联体模式对医疗资源的统筹调度能力，本章在构建模型时将医疗集团中居于主导地位的三级医院抽象为一家重点医院，将其他医院（包括二级医院、社区医院）抽象为一家普通医院。

模型中对医院的假设如下。

（1）重点医院和普通医院对同一病人的治疗效果相同，重点医院可以给简单手术病人和困难手术病人做手术，但是普通医院只能给简单手术病人做手术。

（2）基于分级诊疗的思想，协同调度模型允许重点医院中的病人到普通医院进行术后恢复。

（3）在分散调度模型中，病人只能在其所属医院做手术和进行术后恢复。

4. 手术室

在重点医院中，各类医疗资源总量较多，每个科室中等待手术的病人数量较多，医院通常采用分块式手术室能力管理策略来管理手术室开放时间，从而降低调度的难度。在普通医院中，各类医疗资源总量较少，每个科室中等待手术的病人数量较少，医院通常采用开放式手术室能力管理策略来管理手术室开放时间，从而更加灵活和高效地使用手术室开放时间。

模型中对手术室的假设如下。

（1）重点医院采用分块式手术室能力管理策略，即每个科室只能在分配到的时间块内进行手术。

（2）普通医院采用开放式手术室能力管理策略，即每个病人的手术可以安排到任何空闲的手术室开放时间内进行。

（3）规划周期长度已知，手术室每天正常开放时间已知且所有病人只能安排到手术室正常开放时间内做手术。

（4）假设每个时间块的长度等于手术室每天正常开放时长，即每天每间手术室的正常开放时间只能划分为 1 个时间块。

（5）每天每间手术室（即每个时间块）将预留一定长度的手术室正常开放时间以应对急诊病人的到达。

（6）每个时间块内安排的任意两台手术在手术时间上不能有重叠。

（7）每个时间块内的连续两台手术之间没有间隔时间。

（8）每一台手术从开始到完成的中途不能中断。

5. 病床

病床资源的使用要求与手术室相似，重点医院每个科室都有其专属的病床，而普通医院的病床为所有科室共用。

模型中对病床的假设如下。

（1）在重点医院中，每个科室有其专属的病床，只有本科室的病人才能使用；在普通医院中，病床为所有科室共用。

（2）病人从手术当天开始占用病床，直到术后恢复阶段结束，中途既不能停止使用病床，也不能更换病床。

6. 优化目标

考虑到医疗服务的公益性，本章从优化病人等待时长的角度制定了模型的优化目标，在提高病人满意度的同时，为病情紧迫程度较高的病人优先安排手术。病人等待时长是指病人从进入手术等待列表到完成手术所花费的时间。随着病人等待时长的增加，病人病情的严重程度往往也会不断加深。若使用病情紧迫系数的大小来反映病人病情随着时间流逝的恶化速度，那么随着等待时长的增加，病情紧迫系数不同的病人的病情严重程度也是不同的。只使用最小化病人等待时长作为优化目标不能反映病人等待时长对病人病情的影响。因此，本章采用最小化病情紧迫系数与病人等待时长的乘积作为优化目标，在减少病人等待时长的同时降低病人病情恶化的风险。

综上所述，本章基于国家建立分级诊疗制度时大力推行的医联体政策，提出运作层的多医院手术室调度问题，将手术时长确定的择期病人作为研究对象，考虑了手术室和病床两种关键医疗资源，以最小化病情紧迫系数与病人等待时长的乘积作为优化目标，构建了手术室分散调度模型和协同调度模型，最终目的是获得多医院手术调度方案，提高医联体整体运作效率。

3.2.2　多医院手术室分散调度模型构建

在医院间形成医联体之前，重点医院和普通医院缺少医疗资源信息的沟通与共享，没有共同的利益追求，将站在各自目标最优化的角度进行手术室调度。基于此，本小节构建了多医院手术室分散调度模型来反映形成医联体前重点医院和普通医院的实际运作情况。

1. 多医院手术室分散调度模型的变量和参数定义

多医院手术室分散调度模型中使用的变量和参数定义如表 3.1 所示。

表 3.1　变量和参数定义

符号		含义
集合	$h \in H$	医院集合，$h = 1, 2$；其中，$h = 1$ 表示重点医院；$h = 2$ 表示普通医院
	$d \in D$	医院的科室集合，$d = 1, \cdots, \lvert D \rvert$；重点医院和普通医院拥有相同的科室
	$p \in P$	重点医院和普通医院中所有病人（手术）集合，$p = 1, \cdots, \lvert P \rvert$
	$P_h \subseteq P$	医院 h 的病人集合
	Λ	重点医院已调度的病人集合
	$P^g \subseteq P$	手术难度为 g 的病人集合，$g = 0, 1$；其中，$g = 0$ 表示手术难度为简单；$g = 1$ 表示手术难度为困难

符号		含义
集合	$P_h^d \subseteq P_h$	医院 h 中科室 d 的病人集合
	$r \in R$	重点医院和普通医院中所有手术室集合，$r = 1, \cdots, |R|$
	$R_h \subseteq R$	医院 h 中的手术室集合
	$t \in T$	规划周期天数集合，$t = 1, \cdots, |T|$
	$j \in J$	每个时间块划分的时间片集合，$j = 1, \cdots, |J|$
参数	ω_p	病人 p 的病情紧迫系数
	λ_p	病人 p 在手术等待列表中的已等待时长（按天计算）
	α_p	病人 p 的手术时长（按时间片计算）
	β_p	病人 p 的术后恢复时长（按天计算）
	θ_h	医院 h 中每间手术室可供择期手术使用的正常开放时长（按时间片计算）
	B_1^d	重点医院科室 d 的病床数量
	B_2	普通医院的病床数量
决策变量	x_{ptjr}	$x_{ptjr} = 1$，重点医院中病人 p 在第 t 天手术室 r 中从时间片 j 开始手术；否则 $x_{ptjr} = 0$
	x'_{ptjr}	$x'_{ptjr} = 1$，普通医院中病人 p 在第 t 天手术室 r 中从时间片 j 开始手术；否则 $x'_{ptjr} = 0$
	y_{rtd}	$y_{rtd} = 1$，手术室 r 在第 t 天分配给科室 d；否则 $y_{rtd} = 0$
	z_{ptd}	$z_{ptd} = 1$，病人 p 第 t 天开始使用重点医院科室 d 的病床进行术后恢复；否则 $z_{ptd} = 0$
	z'_{pt}	$z'_{pt} = 1$，病人 p 第 t 天开始使用普通医院病床进行术后恢复；否则 $z'_{pt} = 0$

2. 多医院手术室分散调度模型

由于重点医院和普通医院均站在自身目标最优化的角度制订手术调度方案，故多医院手术室分散调度模型由重点医院调度模型和普通医院调度模型构成。在现实场景中，重点医院的承载能力有限，不能为到该医院就诊的所有病人安排手术，所以未调度的病人将被迫选择到普通医院做手术。在求解分散调度模型时，将首先求解重点医院模型，其次将重点医院模型未调度的病人添加到普通医院的手术等待列表中再求解普通医院模型，最后将重点医院模型和普通医院模型的目标函数值相加作为分散调度模型的目标函数值。接下来，本小节分别针对重点医院和普通医院构建了各自的手术室调度模型。

重点医院模型如下所示：

$$g_1 = \min \sum_{p \in P_1} \left(\sum_{t \in T} \sum_{j \in J} \sum_{r \in R_1} \left(x_{ptjr} \omega_p (\lambda_p + t) \right) + \left(1 - \sum_{t \in T} \sum_{j \in J} \sum_{r \in R_1} x_{ptjr} \right) \omega_p (\lambda_p + |T| + 1) \right)$$

$$(3.1)$$

$$\text{s.t. } \sum_{t \in T} \sum_{j \in J} \sum_{r \in R_1} x_{ptjr} \leqslant 1 \quad \forall p \in P_1 \tag{3.2}$$

$$\sum_{d \in D} y_{rtd} = 1 \quad \forall r \in R_1, \forall t \in T \tag{3.3}$$

$$\sum_{p \in P_1} \sum_{j=l-\alpha_p+1|j \in J}^{l} x_{ptjr} \leqslant 1 \quad \forall t \in T, \forall r \in R_1, \forall l \in J \tag{3.4}$$

$$\sum_{j \in J} x_{ptjr} \leqslant y_{rtd} \quad \forall r \in R_1, \forall t \in T, \forall d \in D, \forall p \in P_1^d \tag{3.5}$$

$$\sum_{p \in P_1^d} \sum_{t=f-\beta_p+1|t \in T}^{f} z_{ptd} \leqslant B_1^d \quad \forall d \in D, \forall f \in T \tag{3.6}$$

$$jx_{ptjr} + \alpha_p - 1 \leqslant \theta_1 \quad \forall p \in P_1, \forall t \in T, \forall j \in J, \forall r \in R_1 \tag{3.7}$$

$$\sum_{j \in J} \sum_{r \in R_1} x_{ptjr} = z_{ptd} \quad \forall t \in T, \forall d \in D, \forall p \in P_1^d \tag{3.8}$$

$$\sum_{d \in D} z_{ptd} \leqslant \sum_{j \in J} \sum_{r \in R_1} x_{ptjr} \quad \forall p \in P_1, \forall t \in T \tag{3.9}$$

$$x_{ptjr}, y_{rtd}, z_{ptd} \in \{0,1\} \quad \forall p \in P_1, \forall t \in T, \forall r \in R_1, \forall j \in J, \forall d \in D \tag{3.10}$$

式（3.1）表示重点医院模型的目标函数，即最小化所有病人（包括已调度病人和未调度病人）的病情紧迫系数与手术等待时长的乘积。具体来说，对于手术等待列表中的任意病人 p，若病人 p 在模型中被调度到第 t 天开始手术，则式（3.1）中的前一部分会计算该病人对目标函数的贡献值。若病人 p 在模型中未被调度，意味着该病人将继续在手术等待列表中等待被安排手术，其最早可能的手术开始时间是下一个规划周期的第 1 天，式（3.1）中的后一部分将计算该病人对目标函数的贡献值。

式（3.2）规定每个择期病人在规划周期内最多只能安排一次手术。式（3.3）规定重点医院中每天每间手术室只能分配给一个科室且只能分配一次。由于假设中将每天每间手术室划分为一个时间块，故式（3.3）实际上规定的是每个时间块只能分配给一个科室且只能分配一次。式（3.4）规定每个时间片最多只能分配给一个病人且最多只能分配一次。式（3.5）规定重点医院中的病人只能安排到其所属科室分配到的时间块内做手术。式（3.6）规定重点医院中每天每个科室的病床使用数量不超过该科室拥有的最大病床总数量。式（3.7）规定每个病人的手术时间只能安排到可供择期手术使用的时间片内。式（3.8）规定如果给重点医院的择期病人安排了手术，则必须给该病人在同一天安排相同科室的恢复病床。式（3.9）是关于病床的约束，规定每个择期病人最多只能安排一次恢复病床。式（3.10）是关于决策变量取值范围的约束，规定所有决策变量都是 0-1 变量。

普通医院模型如下所示：

$$g_2 = \min \sum_{p \in P \backslash \Lambda} \left(\sum_{t \in T} \sum_{j \in J} \sum_{r \in R_2} \left(x'_{ptjr} \omega_p (\lambda_p + t) \right) + \left(1 - \sum_{t \in T} \sum_{j \in J} \sum_{r \in R_2} x'_{ptjr} \right) \omega_p \left(\lambda_p + |T| + 1 \right) \right)$$

（3.11）

$$\text{s.t.} \sum_{t \in T} \sum_{j \in J} \sum_{r \in R_2} x'_{ptjr} \leqslant 1 \quad \forall p \in P \backslash \Lambda \qquad (3.12)$$

$$\sum_{p \in P \backslash \Lambda} \sum_{j=l-\alpha_p+1 | j \in J}^{l} x'_{ptjr} \leqslant 1 \quad \forall t \in T, \forall r \in R_2, \forall l \in J \qquad (3.13)$$

$$\sum_{p \in P \backslash \Lambda} \sum_{t=f-\beta_p+1 | t \in T}^{f} z'_{pt} \leqslant B_2 \quad \forall f \in T \qquad (3.14)$$

$$jx'_{ptjr} + \alpha_p - 1 \leqslant \theta_2 \quad \forall p \in P \backslash \Lambda, \forall t \in T, \forall j \in J, \forall r \in R_2 \qquad (3.15)$$

$$\sum_{j \in J} \sum_{r \in R_2} x'_{ptjr} = z'_{pt} \quad \forall t \in T, \forall p \in P \backslash \Lambda \qquad (3.16)$$

$$x'_{ptjr} = 0 \quad \forall p \in P \backslash (\Lambda \bigcup P_1), \forall t \in T, \forall j \in J, \forall r \in R_2 \qquad (3.17)$$

$$x'_{ptjr}, y_{rtd}, z'_{pt} \in \{0,1\} \quad \forall p \in P \backslash \Lambda, \forall t \in T, \forall r \in R_2, \forall j \in J, \forall d \in D \qquad (3.18)$$

式（3.11）表示普通医院模型的目标函数，其含义与重点医院模型的目标函数相同。式（3.12）规定每个择期病人在规划周期内最多只能安排一次手术。式（3.13）规定每个时间片最多只能分配给一个病人且最多只能分配一次。式（3.14）规定普通医院每天的病床使用数量不能超过其最大病床总数量。式（3.15）规定每个病人的手术时间只能安排到可供择期手术使用的时间片内。式（3.16）规定如果给普通医院的择期病人安排了手术，则必须给该病人在同一天安排恢复病床。式（3.17）规定手术难度为困难的病人不能在普通医院进行手术。式（3.18）是关于决策变量取值范围的约束，规定所有决策变量都是 0-1变量。

3.2.3　多医院手术室协同调度模型构建

当医院间形成紧密型医联体后，各医疗机构的"人、财、物"资源能够被医联体管理者统一管理和分配，从而更好地为医联体覆盖范围内的病人服务。因此，在多医院手术室协同调度模型中，重点医院和普通医院会共享手术病人与医疗资源信息，并且追求整个医联体的整体目标最优化。

1. 多医院手术室协同调度模型变量和参数定义

多医院手术室协同调度模型中所涉及变量和参数定义与多医院手术室分散调度模型相同，决策变量如表 3.2 所示。

表 3.2 多医院手术室协同调度模型的决策变量

符号	含义
x_{ptjr}	$x_{ptjr}=1$，病人 p 在第 t 天手术室 r 中从时间片 j 开始手术；否则 $x_{ptjr}=0$
y_{rtd}	$y_{rtd}=1$，手术室 r 在第 t 天分配给科室 d；否则 $y_{rtd}=0$
z_{ptd}	$z_{ptd}=1$，病人 p 在第 t 天开始使用重点医院科室 d 的病床进行术后恢复；否则 $z_{ptd}=0$
z'_{pt}	$z'_{pt}=1$，病人 p 在第 t 天开始使用普通医院的病床进行术后恢复；否则 $z'_{pt}=0$

2. 多医院手术室协同调度模型

多医院手术室协同调度模型融合了重点医院模型和普通医院模型的约束条件，约束条件的限制范围从单家医院拓展到了多家医院，模型的复杂度和求解难度均大大增加。与分散调度模型相比，协同调度模型中普通医院未使用的手术室和病床资源可以被重点医院病人使用。通过协同调度模型，可以实现医联体内医疗资源的合理配置和调度。协同调度模型如下所示：

$$f=\min\sum_{p\in P}\left(\sum_{t\in T}\sum_{j\in J}\sum_{r\in R}\left(x_{ptjr}\omega_p\left(\lambda_p+t\right)\right)+\left(1-\sum_{t\in T}\sum_{j\in J}\sum_{r\in R}x_{ptjr}\right)\omega_p\left(\lambda_p+|T|+1\right)\right)$$

(3.19)

$$\text{s.t.}\quad \sum_{t\in T}\sum_{j\in J}\sum_{r\in R}x_{ptjr}\leqslant 1\quad \forall p\in P \tag{3.20}$$

$$\sum_{d\in D}y_{rtd}=1\quad \forall r\in R_1,\forall t\in T \tag{3.21}$$

$$\sum_{p\in P}\sum_{j=l-\alpha_p+1|j\in J}^{l}x_{ptjr}\leqslant 1\quad \forall t\in T,\forall r\in R,\forall l\in J \tag{3.22}$$

$$\sum_{j\in J}x_{ptjr}\leqslant y_{rtd}\quad \forall r\in R_1,\forall t\in T,\forall d\in D,\forall p\in P_1^d\bigcup P_2^d \tag{3.23}$$

$$\sum_{p\in P_1^d\bigcup P_2^d}\sum_{t=f-\beta_p+1|t\in T}^{f}z_{ptd}\leqslant B_1^d\quad \forall d\in D,\forall f\in T \tag{3.24}$$

$$\sum_{p\in P}\sum_{t=f-\beta_p+1|t\in T}^{f}z'_{pt}\leqslant B_2\quad \forall f\in T \tag{3.25}$$

$$jx_{ptjr}+\alpha_p-1\leqslant \theta_h\quad \forall h\in H,\forall p\in P,\forall t\in T,\forall j\in J,\forall r\in R_h \tag{3.26}$$

$$\sum_{j\in J}\sum_{r\in R}x_{ptjr}=z_{ptd}+z'_{pt}\quad \forall t\in T,\forall d\in D,\forall p\in P_1^d\bigcup P_2^d \tag{3.27}$$

$$\sum_{d\in D}z_{ptd}+z'_{pt}\leqslant \sum_{j\in J}\sum_{r\in R}x_{ptjr}\quad \forall p\in P,\forall t\in T \tag{3.28}$$

$$x_{ptjr}=0\quad \forall p\in P_1,\forall t\in T,\forall j\in J,\forall r\in R_2 \tag{3.29}$$

$$x_{ptjr},y_{rtd},z_{ptd},z'_{pt}\in\{0,1\}\quad \forall p\in P,\forall t\in T,\forall r\in R,\forall j\in J,\forall d\in D \tag{3.30}$$

式（3.19）表示协同调度模型的目标函数，与重点医院模型和普通医院模型相同，均为最小化所有病人（包括已调度病人和未调度病人）的病情紧迫系数与手术等待时长的乘积。式（3.20）规定每个择期病人在规划周期内最多只能安排一次手术。式（3.21）规定重点医院中每个时间块只能分配给一个科室且只能分配一次。式（3.22）规定每个时间片最多只能分配给一个病人且最多只能分配一次。式（3.23）规定重点医院中的病人只能安排到其所属科室分配到的时间块内做手术。式（3.24）规定重点医院中每天每个科室的病床使用数量不能超过该科室最大病床总数量。式（3.25）规定普通医院每天的病床使用数量不能超过其病床总数量。式（3.26）规定每个病人的手术时间只能安排到可供择期手术使用的时间片内。式（3.27）规定如果给重点医院的择期病人安排了手术，则必须给该病人在同一天安排相同科室的恢复病床。式（3.28）是关于病床的约束，规定每个择期病人最多只能安排一次恢复病床。式（3.29）规定手术难度为困难的病人不能在普通医院进行手术。式（3.30）是关于决策变量取值范围的约束，规定所有决策变量都是 0-1 变量。

3.3　多算子驱动禁忌搜索算法设计

手术室调度问题是一个复杂的组合优化问题，也是一个应用性极强的问题，医院管理者通常希望在可接受的时间内获得高效的手术调度方案。但是，使用 Gurobi 和 CPLEX 等通用求解器进行求解往往非常耗时。相比之下，启发式算法能够在可接受的时间内求得问题的高质量可行解。使用 Gurobi 求解分散调度模型和协同调度模型后发现，协同调度模型得出的手术调度方案远优于分散调度模型（实验结果见 3.4.2 节）。因此，本节将为调度能力更强的多医院手术室协同调度模型设计多算子驱动禁忌搜索算法。

多算子驱动禁忌搜索算法主要由三个部分构成。

第一部分是贪心初始解构造，该部分的作用是通过使用贪心策略来快速获得一个初始可行解，帮助启发式算法快速进入三阶段局部寻优部分的搜索。

第二部分是三阶段局部寻优，也是算法的核心部分，其作用是联合采用五种相互独立又互为补充的邻域搜索算子来提升算法的局部寻优能力。五种邻域搜索算子分别为移动算子、交换算子、插入算子、替换算子和科室变换算子，通过不同算子的组合，局部寻优部分形成了三个搜索阶段。

第三部分是全局探索，该部分通过对当前获得的最好解进行重构来产生一个与当前的最好解有一定差异性的新可行解，从而帮助启发式算法扩大搜索范围。

全局探索紧接在局部寻优之后，产生新可行解后将重新进入三阶段局部寻优部分的搜索。

3.3.1 贪心初始解构造

在多算子驱动禁忌搜索算法中，初始解构造是一个非常重要的步骤。快速获得一个初始解能够帮助算法尽快进入后续的核心搜索阶段，而获得一个高质量的初始解能为后续的核心搜索阶段提供一个好的初始搜索位置，因此在进行初始解构造时要做好二者之间的权衡。在解决优化调度问题时，贪心策略是一种被广泛使用的初始解构造方法，该方法首先对调度对象按某种规则进行排序，其次在满足约束条件的情况下按照排序结果逐一将调度对象插入空解中，直到所有对象均被调度或者约束条件无法满足。考虑到手术室调度问题与车间作业调度问题的相似性，本小节参考该问题的排序规则，并考虑了手术室调度问题自身的特征，提出了基于手术时长降序排列的贪心初始解构造方法。

在贪心初始解构造的实现过程中，判断病人能否插入初始解中的关键约束条件之一是能否满足关于手术时长的约束条件。如果优先安排手术时长较短的病人，则手术时长较长的病人在贪心初始解构造的后期很难插入初始解中，容易造成大量的手术室开放时间浪费，导致初始解的质量不高。如果优先安排手术时长较长的病人，随着未使用的手术室开放时间的减少，未安排病人的手术时间也在缩短，在这种情况下未使用的手术室开放时间中更容易插入未安排的病人，可以减少手术室开放时间的浪费，所获得的初始解的质量也更好。因此，在构造初始解时使用了基于手术时长降序排列的策略来优先插入手术时长更长的病人。

基于手术时长降序排列的贪心初始解构造方法的实现步骤如下所示。

步骤 1：设 U 表示未调度手术集合，令 $U=\varnothing$；设 (t,r) 表示第 t 天手术室 r 划分的时间块。

步骤 2：将手术等待列表中所有病人添加到 U 中，并按手术时长的长短进行降序排列。若两个病人的手术时长相等，则根据公式 $\text{priority}_p=\omega_p\lambda_p$ 计算病人的手术优先度 priority_p，将手术优先度更高的病人排在前面。若两个病人的手术时长和手术优先度均相等，则二者的先后顺序随机安排。

步骤 3：如果 $U=\varnothing$，则终止程序。否则，选择 U 中的第一个病人 p，查询其所属科室为 d；令 $t=1$，$r=1$。

步骤 4：判断 (t,r) 是否属于重点医院。如果 (t,r) 不属于重点医院，则判断 p 的手术等级是否为困难。如果 p 的手术等级为困难，则转到步骤6；否则，转到步骤5。若 (t,r) 属于重点医院，则判断 (t,r) 是否已经分配给某一科室。如果 (t,r) 已经分配给某一科室，则判断 (t,r) 是否分配给科室 d。如果 (t,r) 分配给科室 d，转到步骤 5；否则，转到步骤 6。如果 (t,r) 没有分配给某一科室，则将 (t,r) 分配给科室 d。

步骤 5：如果病人 p 满足手术室开放时间约束和重点医院科室 d 的病床最大使用数量约束，则将病人 p 插入初始解中，转到步骤 7。如果病人 p 满足手术室开放时间约束和普通医院病床最大使用数量约束，则将病人 p 插入初始解中，转到步骤 7。

步骤 6：如果 $r < |R|$，令 $r = r + 1$，转到步骤 4。如果 $t < |T|$，令 $t = t + 1$，令 $r = 1$，转到步骤 4。

步骤 7：令 $U = U \setminus \{p\}$，转到步骤 3。

3.3.2　三阶段局部寻优

三阶段局部寻优是多算子驱动禁忌搜索算法的核心部分，旨在结合相互独立又互为补充的五种邻域搜索算子来快速提升可行解的质量，以获得当前搜索空间的高质量解。这五种邻域搜索算子包括移动算子、交换算子、插入算子、替换算子和科室变换算子，通过不断使用邻域搜索算子，当前解可以在解空间内不断移动和搜索，从而实现对解空间的集中性探索。在每次使用邻域搜索算子时，其可行邻域通常较为庞大，为了促使解的不断优化和改进，将使用一个评估函数来评价不同邻域移动位置的好坏，进而控制当前解在解空间内的移动位置和方向。

1. 五种邻域搜索算子

1）移动算子

移动（简称 shift）算子的基本思想是在满足协同调度模型约束（3.20）~约束（3.23）、约束（3.26）~约束（3.30）的前提条件下将解中一个已调度的病人从当前的位置（所属时间块）移动到新的位置。由于手术室调度问题的复杂程度极高，如果要求 shift 算子的邻域解满足协同调度模型的所有约束，则可行的移动病人和移动位置较少，很容易导致求解陷入局部最优。因此，当使用 shift 算子时允许在移动过程中违反关于病床的约束（3.24）和约束（3.25），但这样又可能导致使用 shift 算子后产生的解变得不可行。文献中应对约束违反的常用方法是给违反的约束增加一个较大的惩罚值并将惩罚值添加到评估函数中，通过对评估函数的优化来消除约束的违反。

在协同调度模型中，违反病床约束（3.24）和约束（3.25）会造成重点医院与普通医院的单日病床使用数量超过其最大病床总数量。在评估 shift 算子的邻域移动位置的好坏时，优化目标将对超过重点医院每个科室最大病床数量和超过普通医院最大病床数量的总超量病床数量施加惩罚，惩罚值 penalty 的计算公式为

$$\text{penalty} = 10^3 \sum_{t}^{|T|} \left(\sum_{d=1}^{|D|} \max\left\{0, \text{bed}_d^t - B_1^d\right\} + \max\left\{0, \text{bed}^t - B_2\right\} \right) \quad （3.31）$$

其中，10^3 表示惩罚系数；$\max\{a,b\}$ 表示在 a 和 b 两个数中取较大值。

给定一个解 s，向协同调度模型的目标函数 f[见式（3.19）]中添加惩罚值，则使用 shift 算子后解 s 的评估函数 $\text{Obj}^{(1)}$ 的计算公式为

$$\text{Obj}^{(1)} = f + \text{penalty} \quad （3.32）$$

当使用 shift 算子时，所要评估的邻域移动位置包括每个已调度病人的每个可行移动位置。在评估时，先针对每个病人找出其评估函数值最小的最佳移动位置，然后再比较所有病人的最佳移动位置的评估函数值，从而确定最佳移动病人和最佳移动位置。

惩罚值的来源是超量病床数量，而移除一个病人可以减少病床的使用数量。试想一种特殊情况，如果病人 p 的最佳移动位置对应的评估函数值中的 penalty 不为 0，但是可以通过移除另一个已调度的病人来消除 penalty，这种特殊的移动方式也能够改进评估函数值。特殊移动（简称 shift*）算子就是基于这种考虑设计的，具体操作是将解中一个已调度的病人从当前的位置移动到新的位置，并移除一个已调度病人，且移除病人后必须满足协同调度模型中的所有约束条件。shift*算子是对 shift 算子的补充，提出 shift*算子的目的是丰富移动算子的邻域结构。当使用 shift*算子时需要满足一定条件，在评估使用 shift 算子的邻域移动位置时，若某个病人的最佳移动位置对应的评估函数值中的 penalty 不为 0，才会评估该病人使用 shift*算子的最佳评估函数值，然后比较在两种算子下的最佳评估函数值以确定该病人的最佳移动位置和最佳移除病人。对于在 shift 算子评估中表现较差的某些病人，shift*提高了他们的竞争力和被选中的可能。以 $\text{Obj}^{(1)}$ 为评估函数的 shift 算子和 shift*算子将在局部寻优的第二阶段与第三阶段中被使用。

除了设计 shift*算子外，也可以通过改变评估函数来进一步丰富 shift 算子。虽然每个病人的恢复时长是确定且已知的，但是在实际调度过程中，由于规划周期长度的限制，有的病人完成术后恢复的日期可能超出当前规划周期，即他们会占用下一个规划周期的病床资源。也就是说，这些病人在当前规划周期内实际使用的病床资源量减少了。构建模型时没有限制病人必须在当前规划周期内完成术后恢复的原因有以下两点：其一，从多个规划周期的连续调度来看，实际使用的病床资源量并没有减少，只是后续规划周期的病床资源量受到前一规划周期的影响。其二，从测试算例来看，每一个规划周期的长度为 5 天，而病人的术后恢复时长为 1~7 天，不限制病人必须在当前规划周期内完成术后恢复能够保证所有病

人都存在被调度的可能。

对于当前规划周期而言，将术后恢复时长更长的病人的手术日期安排在规划周期的末尾可以减少该病人在当前规划周期内的病床资源需求，从而调度更多的病人并改进目标函数值。对于贪心初始解构造方法产生的初始解和全局探索产生的可行解，局部寻优的第一阶段为了快速提升解的质量，在移动算子的评估函数 $Obj^{(1)}$ 中增加了对病床使用总数量的惩罚，新评估函数 $Obj^{(2)}$ 的计算公式为

$$Obj^{(2)} = Obj^{(1)} + 20 \times bednumber \qquad (3.33)$$

其中，20 表示惩罚系数；bednumber 表示当前解的病床使用数量。

由于不希望通过移除病人的方式来减少病床使用总数量，故局部寻优第一阶段只使用了 shift 算子，没有使用 shift* 算子。

2）交换算子

交换（简称 swap）算子的基本思想是在满足协同调度模型约束（3.20）~约束（3.23）、约束（3.26）~约束（3.30）的前提条件下交换解中两个已调度病人的位置。虽然在形式上一次交换相当于两次移动，但是实际上 swap 算子和 shift 算子之间存在很大的不同。当使用 swap 算子时，参与交换的两个病人会通过自身的移除来满足另一个病人对手术室开放时间和病床资源的需求，使得交换不会产生对约束的违反。如果将这次交换看作两次移动，移动位置可能不满足手术室开放时间的相关约束，导致移动无法进行。即使约束满足，该移动位置也可能产生超量病床，在邻域移动位置评估时不会被选为最佳移动位置，最终导致这次移动不会发生。

swap 算子在局部寻优的三个阶段均被使用。在每次使用 swap 算子时，需要评估任意两个可以交换的病人所对应的交换位置的好坏，通过比较评估函数值来确定最佳交换病人和最佳交换位置。在第一阶段，swap 算子将 $Obj^{(2)}$ 作为评估函数，目的是通过 swap 算子减少当前解的病床使用总数量。在第二阶段和第三阶段，swap 算子将 $Obj^{(1)}$ 作为评估函数，目的是让启发式算法聚焦在对当前解空间的搜索方面。

3）插入算子

插入（简称 insert）算子的基本思想是在满足所有协同调度模型约束的前提条件下将一个未调度的病人插入解中。从协同调度模型的优化目标可以看出，如果调度的病人越多，那么优化目标很可能越优。当局部寻优第一阶段使用以 $Obj^{(2)}$ 为评估函数的 shift 算子和 swap 算子后，将会有一定量的病床资源被释放，此时使用 insert 算子来调度未安排手术的病人，可以快速且有效地增加调度病人的数量并提升解的质量。如果不使用 insert 算子，而是直接进行局部寻优第二阶段的搜索，算子的评估函数从 $Obj^{(2)}$ 变为 $Obj^{(1)}$，很可能导致第一阶段减少病床使用总数

量的努力变为无用功。因此，insert 算子是分隔第一阶段和第二阶段的关键。

与其他算子相比，insert 算子改变了已调度病人和未调度病人的数量，对解的影响较大，插入病人的所在位置很可能被其他算子优化，所以 insert 算子关注的目标是尽可能快速插入更多的病人。每一次使用插入算子前，不需要寻找最佳插入病人和最佳插入位置，只需要找到可行的插入病人和插入位置即可。具体来说，使用 insert 算子前，将依次为每个时间块按照手术等待列表中的病人序列判断病人能否插入。一旦发现能够插入的病人就停止搜索，并将该病人插入时间块中，然后开始下一轮的搜索，直到所有时间块均无法找到可行的插入病人。

4）替换算子

替换（简称 interchange）算子的基本思想是在满足协同调度模型约束（3.20）~约束（3.23）、约束（3.26）~约束（3.30）的前提条件下用一个未调度病人替换一个已调度病人。interchange 算子将在局部寻优第二阶段和第三阶段内使用，因此其评估函数为 $Obj^{(1)}$。从功能上来看，shift 算子和 swap 算子通过改变当前已调度病人的位置来改进解的质量，而 interchange 算子则是通过改变当前已调度的病人来达成这一目的。在使用 interchange 算子时，首先需要针对每个未调度病人，使用评估函数 $Obj^{(1)}$ 评估并找出其对应的最佳替换病人，其次对所有插入病人进行比较，以确定最佳插入病人及其对应的最佳替换病人。

为了丰富 interchange 算子的邻域，基于设计特殊移动算子时相似的考虑提出了特殊替换（简称 $interchange^*$）算子，其具体操作是用一个未调度病人替换一个已调度病人后，再移除一个已调度病人，且移除病人后满足协同调度模型的所有约束条件。$interchange^*$算子的评估函数同样为 $Obj^{(1)}$，当评估和使用该算子时需要满足一定的条件。只有在评估使用 interchange 算子的邻域移动位置时，某个插入病人的最佳替换病人对应的评估函数值包含不为 0 的 penalty，才会评估该病人使用 $interchange^*$算子的最佳评估函数值，然后比较两种算子下的最佳评估函数值，以确定该病人的最佳替换病人和最佳移除病人。

5）科室变换算子

shift 算子、swap 算子、insert 算子和 interchange 算子能够优化关于病人的决策变量 x 和关于病床的决策变量 z，而关于时间块所属科室的决策变量 y 则需要通过科室变换（简称 Dshift）算子进行优化。Dshift 算子的基本思想是在满足所有协同调度模型约束的前提条件下，将重点医院中一个时间块重新分配给不同的科室并安排病人。Dshift 算子使用评估函数 $Obj^{(1)}$ 来评估并选出最佳变换时间块和最佳变换科室，最佳变换时间块为重点医院所有时间块中使用时长最短的时间块，最佳变换科室为发生变换后评估函数值最优的科室。由于使用 Dshift 算子需要满足所有的约束条件，故其评估函数 $Obj^{(1)}$ 中的 penalty 将保持为 0。

2. 三阶段局部寻优实现步骤

通过对五种邻域搜索算子进行组合，整个局部寻优过程分为三个阶段。第一阶段使用了以 $Obj^{(2)}$ 为评估函数的 swap 算子和 shift 算子，以及快速增加调度病人数量的 insert 算子，核心目的是通过减少病床使用量来插入新的病人，从而快速提升解的质量。第二阶段使用了以 $Obj^{(1)}$ 为评估函数的 swap 算子、interchange 算子、interchange*算子、shift 算子和 shift*算子，核心目的是强化对当前解空间的搜索。第三阶段使用了以 $Obj^{(1)}$ 为优化目标的 shift 算子、swap 算子、interchange 算子、interchange*算子、shift 算子和 shift*算子，核心目的是通过改变贪心初始解构造阶段确定的时间块分配方案来寻找进一步改进当前最好解的可能性。三阶段局部寻优的具体实现步骤如下。

输入：可行解 s，当前最优解 s^*。

输出：新的当前最优解 s^*。

步骤 1：初始化参数，$iter \leftarrow 0$，$iter^{max} \leftarrow 5$，$NI \leftarrow 100$，$s' \leftarrow s$。

步骤 2：若 $iter < iter^{max}$ 则进入第一阶段搜索。首先令 $s \leftarrow s'$ 以 $Obj^{(2)}$ 为评估函数对 s 连续使用 swap 算子，若搜索中 s 优于 s' 则令 $s' \leftarrow s$，直到连续 NI 次移动未改进 s' 停止；其次令 $s \leftarrow s'$，以 $Obj^{(2)}$ 为评估函数对 s 连续使用 shift 算子，若搜索中 s 优于 s' 则令 $s' \leftarrow s$，直到连续 NI 次移动未改进 s' 停止；最后对 s' 连续使用 insert 算子。

步骤 3：进入第二阶段搜索。首先令 $s \leftarrow s'$，以 $Obj^{(1)}$ 为评估函数对 s 连续使用 swap 算子，若搜索中 s 优于 s' 则令 $s' \leftarrow s$，直到连续 NI 次移动未改进 s' 停止；其次令 $s \leftarrow s'$，以 $Obj^{(1)}$ 为评估函数对 s 连续使用 interchange 算子（或 interchange*算子），若搜索中 s 优于 s' 则令 $s' \leftarrow s$，直到连续 NI 次移动未改进 s' 停止；最后令 $s \leftarrow s'$，以 $Obj^{(1)}$ 为评估函数对 s 连续使用 shift 算子（或 shift*算子），若搜索中 s 优于 s' 则令 $s' \leftarrow s$，直到连续 NI 次移动未改进 s' 停止；若 s' 优于 s^*，令 $s^* \leftarrow s'$，$iter \leftarrow 0$。

步骤 4：进入第三阶段搜索。首先令 $s \leftarrow s'$，对 s 使用 Dshift 算子；其次采用与步骤 3 相同的方式依次对 s 使用 swap 算子、interchange 算子（或 interchange*算子）和 shift 算子（或 shift*算子）并完成 s' 的更新。

步骤 5：若 s' 优于 s^*，令 $s^* \leftarrow s'$，$iter \leftarrow 0$，否则令 $s \leftarrow s'$，$iter \leftarrow iter + 1$。转到步骤 2。

在三阶段局部寻优的实施过程中，邻域搜索算子将依次独立使用，当一种算子在连续 NI 次移动中均无法改进迭代最优解 s' 时，算法就会使用下一种算子进行搜索。由于在评估函数 $Obj^{(1)}$ 和 $Obj^{(2)}$ 中存在惩罚项 penalty，故算法在执行过程中很容易走"回头路"。为了最大限度减少这种情况发生，在shift算子、swap算子和 interchange 算子的独立搜索过程中还采用了禁忌搜索算法的基本思想与策略，每次使用上述算子所涉及的病人将被记录在禁忌列表中。这些病人从被记录的时刻算起，接下来的 10 次算子搜索中不能再次被选为所要操作的病人，除非操作该病人能够改进迭代最优解 s'。

此外，在对当前解使用邻域搜索算子后产生的邻域解进行评估时，直接计算 $Obj^{(1)}$ 或 $Obj^{(2)}$ 的值计算量过大且非常耗时，不利于算法性能的提升。因此，在三阶段局部寻优中使用了一种策略来快速计算邻域解的评估函数值。邻域解与当前解的绝大多数决策变量值是相同的，只有邻域搜索算子影响到的部分决策变量存在不同，当计算邻域解的评估函数值时只需要将当前解的评估函数值作为基准，计算邻域搜索算子引起的评估函数值的改变量即可。以 shift 算子为例，设 (t,r) 表示第 t 天手术室 r 划分的时间块，移动算子的评估函数为 $Obj^{(1)}$，假设科室 d 中的病人 p 当前被安排在 (t_1,r_1) 中做手术，病人 p 的一个可行移动位置为 (t_2,r_2)，则病人 p 移动到 (t_2,r_2) 产生的评估函数值改变量 movegain$_p$ 的计算公式为

$$\text{movegain}_p = \omega_p(t_2 - t_1) + \text{movepenalty}_p \qquad (3.34)$$

其中，$\omega_p(t_2 - t_1)$ 用于计算病人 p 手术日期改变引起的目标函数值改变量；movepenalty$_p$ 用于计算惩罚值改变量。

不难看出，与直接计算 $Obj^{(1)}$ 相比，计算评估函数值改变量的计算量要小得多。

3.3.3　全局探索

一般而言，一个高性能的启发式算法应该同时具备良好的集中性和疏散性。集中性指的是算法在局部解空间中寻找最好解的能力，疏散性指的是算法的全局探索能力，也就是算法跳出当前搜索的局部解空间并进入未探索的解空间中进行搜索的能力。3.3.2 节三阶段局部寻优中提出的五种邻域搜索算子是所提多算子驱动禁忌搜索算法集中性的体现，可以有效地在局部解空间中寻找最好解。虽然三阶段局部寻优中的shift算子、swap算子和interchange算子使用禁忌策略在一定程度上扩大了启发式算法的搜索范围，但是设计专门的全局探索策略来提升启发式算法的疏散性仍然非常重要。

全局探索策略的实现过程如下：第一步，以 50%的概率移除当前最好解中的每一个已调度病人，获得一个部分解。第二步，通过贪心初始解构造方法对部分解进行修复，从而形成一个新的可行解。通过这种方式获得的新解既保留了一部分当前最好解的病人安排，又与当前最好解存在足够大的差异，能够帮助启发式算法进入未探索的解空间进行搜索，从而提升算法的疏散性。

3.4　实　验　测　试

对模型和算法的性能进行实验测试是重要的研究环节。本节将从实验算例生成、协同调度模型与分散调度模型对比结果分析及多算子驱动禁忌搜索算法实验结果分析三个方面进行介绍。

3.4.1　实验算例生成

无论是使用通用求解器 Gurobi 来求解 3.2 节中提出的多医院手术室分散调度模型和多医院手术室协同调度模型，还是测试 3.3 节中设计的多算子驱动禁忌搜索算法的性能，都需要用到实验算例。不同学者在构建手术室调度模型时考虑的关键要素不同，所使用的算例也各有差异，再加上鲜少有学者研究多医院的手术室调度问题，且本章提出的多医院手术室调度问题立足于我国资源分配不平衡的现状，难以在文献中找到符合要求的算例。在进行实验分析前，本节使用文献中报道的参数生成了符合测试要求的实验算例。

首先，需要确定模型和算例所使用参数的取值。由于将医联体内的医院抽象为一家重点医院和一家普通医院，所以医院的数量 $|H|$ 为 2。运作层手术室调度问题的规划周期较短，通常为 1~7 天，故将规划周期长度 $|T|$ 设置为 5 天。每间手术室的正常开放时间 θ 设置为 8 小时，在模型构建时将重点医院每天每间手术室的开放时间划分为一个时间块，因此一个时间块的时间长度为 8 小时，它将被分配给某一个科室使用。在构建模型时，手术时长被离散化为时间长度为 15 分钟的时间片，那么 θ 可以划分的时间片数量 $|J|$ 等于 32。在重点医院中，为急诊病人预留的手术室使用时长 ε_1 为 6 个时间片，则重点医院每间手术室可供择期手术使用的正常开放时长 θ_1 为 26 个时间片。在普通医院中，为急诊病人预留的手术室使用时长 ε_2 为 4 个时间片，则普通医院每间手术室可供择期手术使用的正常开放时长 θ_2 为 28 个时间片。

所调度病人的规模直接影响了算例求解的难易程度，病人数量越多，算例求解难度越大。为了更全面地测试模型和算法的性能，本小节设计了不同病人规模的算例，重点医院和普通医院的病人总数量 $|P|$ 有 100、200、500 和 1 000 四种取值。病人总数量 $|P|$ 是重点医院病人数量 $|P_1|$ 和普通医院病人数量 $|P_2|$ 的总和，$|P_1|$ 和 $|P_2|$ 的数量比有 8∶2、7∶3 和 6∶4 三种选择。在重点医院中，手术难度为困难

的病人的数量占比有 0.1、0.2 和 0.3 三种选择。在每种病人总数量 $|P|$ 下，将两家医院病人比例和重点医院困难病人比例进行组合，将生成五类算例，其参数组合分别是（8∶2, 0.1）、（7∶3, 0.1）、（6∶4, 0.1）、（8∶2, 0.2）、（8∶2, 0.3）。

病人的病情紧迫系数 ω_p 将通过产生一个 0 到 1 之间的随机数来确定，病人在手术等待列表中的等待时长 λ_p 的取值则是通过产生一个 0 到 10 之间的随机数来确定。在文献中，病人手术时长和术后恢复时长通常被认为服从对数正态分布，即 $\ln \alpha_p \sim N(\mu_s, \sigma_s^2)$，$\ln \beta_p \sim N(\mu_r, \sigma_r^2)$。表 3.3 中列出了 5 个科室的病人手术时长的均值、标准差和取值范围，算例中的病人手术时长将根据这些数据来产生[19, 133]。由于文献中未能找到表 3.3 中所列科室的术后恢复时长参数信息，故这些科室的术后恢复时长均值、标准差和取值范围是随机产生的，详细参数信息如表 3.4 所示。

表 3.3　病人手术时长参数

科室	均值 μ_s/分钟	标准差 σ_s	取值范围/分钟
普通外科	180	60	[120, 240]
整形外科	120	30	[90, 150]
眼科	60	15	[45, 75]
神经外科	85	10	[75, 95]
耳鼻喉科	45	30	[15, 75]

表 3.4　病人术后恢复时长参数

科室	均值 μ_r/天	标准差 σ_r	取值范围/天
普通外科	5	2	[3, 7]
整形外科	4	2	[2, 6]
眼科	3	2	[1, 5]
神经外科	3	2	[1, 5]
耳鼻喉科	2	1	[1, 3]

当病人总数量 $|P|$ 为 100 和 200 时，算例设定的科室数量 $|D|$ 为 3，将使用表 3.3 和表 3.4 中普通外科、整形外科和眼科的参数生成病人信息。当病人总数量 $|P|$ 为 500 时，算例设定的科室数量 $|D|$ 为 4，将使用表 3.3 和表 3.4 中普通外科、整形外科、眼科和神经外科的参数生成病人信息。当病人总数量 $|P|$ 为 1 000 时，算例设

定的科室数量为 5，将使用表 3.3 和表 3.4 中所有科室的参数生成病人信息。

为了在算例中反映我国当前医疗资源分配不平衡的现状，算例中重点医院需要被设定为病人超量、资源短缺，普通医院需要被设定为病人稀少、资源剩余。前文已经设定了两家医院的病人数量比，现在还需要设定两家医院的手术室数量和病床数量。与其他直接给定取值的参数不同，手术室数量和病床数量需要使用其他已设定参数计算得出，才能获得符合要求的算例。

假设 load_1 表示完成重点医院所有手术所需的手术室开放时长与重点医院能够提供的手术室开放时长的比值，则重点医院的手术室数量 $|R_1|$ 的计算公式为

$$|R_1| = \frac{\sum_{p \in P_1} \alpha_p}{|T| \theta_1 \times \text{load}_1} \qquad (3.35)$$

假设 load_2 表示完成普通医院所有手术所需的手术室开放时长与普通医院能够提供的手术室开放时长的比值，则普通医院的手术室数量 $|R_2|$ 的计算公式为

$$|R_2| = \frac{\sum_{p \in P_2} \alpha_p}{|T| \theta_2 \times \text{load}_2} \qquad (3.36)$$

参数 load_1 和 load_2 分别反映了重点医院与普通医院的手术室资源负载情况，当取值大于 1 时表明医院手术室资源短缺，反之则表明医院手术室资源剩余。通过设置 load_1 和 load_2 的值，可以获得符合我国当前资源分配不平衡现状的 $|R_1|$ 和 $|R_2|$。在算例中，load_1 取值为 1.2，load_2 取值为 0.8，当计算得出的手术室数量不为整数时，将采用进一法获得整数的手术室数量。当完成 $|R_1|$ 和 $|R_2|$ 的计算后，重点医院与普通医院的总手术室使用数量 $|R|$ 可由 $|R_1|$ 和 $|R_2|$ 相加得到。

假设 load_3 表示完成重点医院每个科室手术所需住院天数（1 张病床使用 1 天为 1 个住院天数）与重点医院每个科室能够提供的住院天数的比值，则重点医院科室 d 的病床数量 B_1^d 的计算公式为

$$B_1^d = \frac{\sum_{p \in P_1^d} \beta_p}{|T| \times \text{load}_3} \qquad (3.37)$$

假设 load_4 表示完成普通医院手术所需住院天数与普通医院能够提供的住院天数的比值，则普通医院病床数量 B_2 的计算公式为

$$B_2 = \frac{\sum_{p \in P_2} \beta_p}{|T| \times \text{load}_4} \qquad (3.38)$$

病人术后恢复时长超过当前规划周期的部分不会占用当前规划周期的资源，如果直接使用病人术后恢复时长 β_p 来计算 B_1^d 和 B_2 会导致计算出的病床数量偏

多。假定病人 p 有等可能的概率被安排在规划周期内的每一天，则病人 p 的期望病床使用数量 β'_p 的计算公式为

$$\beta'_p = 0.2\sum_{t\in T}\min\left(|T|-t+1,\beta_p\right) \qquad (3.39)$$

其中，$\min(a,b)$ 表示在 a 和 b 两个数中取较小值。

用修正后的期望病床使用数量 β'_p 代替 β_p，能够计算得出更加合理的 B_1^d 和 B_2。在算例中 load_3 取值为 1.2，load_4 取值为 0.8，当计算得出的 B_1^d 和 B_2 不是整数时，同样使用进一法来获得整数的病床数量。

根据前文确定的参数，生成了 30 个不同规模的算例用于测试模型和算法的性能。其中，病人总数量为 100 和 200 的算例各生成了 10 个，病人总数量为 500 和 1 000 的算例各生成了 5 个。

3.4.2   协同调度模型与分散调度模型对比结果分析

本小节使用通用求解器 Gurobi 分别求解了分散调度模型和协同调度模型，旨在分析比较两个模型调度病人的能力。实验测试使用了 30 个算例，在配置为 Intel（R）Core（TM）i5-8400 CPU@2.80GHz 16GB RAM 的 Windows 10 系统计算机上完成。程序代码使用 C++语言编写，通过库函数来实现对 Gurobi 的调用。由于手术室调度问题的复杂性，Gurobi 很难在可接受的时间内求出问题的最优解，故在使用 Gurobi 求解分散调度模型和协同调度模型时，为其设置了最大求解时长。对于病人规模为 100 和 200 的算例，重点医院模型、普通医院模型和协同调度模型的最大求解时长均设置为 3 600 秒。对于病人规模为 500 或者 1 000 的算例，重点医院模型和协同调度模型的最大求解时长设置为 7 200 秒，普通医院模型的最大求解时长设置为 3 600 秒。

使用 Gurobi 求解获得的实验结果如表 3.5~表 3.7 所示，表中第 1 列表示算例名，第 2~4 列是分散调度模型中重点医院的求解结果，第 5~7 列是分散调度模型中普通医院的求解结果，第 8 列和第 9 列是将重点医院和普通医院的求解结果加和得到的分散调度模型结果，第 10~13 列是协同调度模型的求解结果。其中，Obj 表示使用 Gurobi 求解算例获得的最好解的目标函数值；时间表示求得最好解的耗时，以秒为单位；Gap 为以百分比形式表示的求出的最好解与最好下限的差距，当 Gap 为 0 时，最好解即该算例的最优解。Imp 表示协同调度模型目标函数值相对于分散调度模型目标函数值提升的百分比。表 3.7 中缺失数据的单元格表示 Gurobi 无法在设置的最大求解时长内求得该算例的可行解。

表 3.5　病人规模 $|P|$=100 的结果（一）

| 算例 | 分散调度模型 | | | | | | | | 协同调度模型 | | | |
| | 重点医院 | | | 普通医院 | | | 加和结果 | | Obj | 时间/秒 | Gap | Imp |
	Obj	时间/秒	Gap	Obj	时间/秒	Gap	Obj	时间/秒				
100-1	319.75	852.4	0.00	94.50	0.8	0.00	414.25	853.2	**362.23**	1 915.6	0.00	12.56%
100-2	283.74	3 600.0	0.1%	95.65	0.9	0.00	379.39	3 600.9	**326.51**	3 600.0	0.02%	13.94%
100-3	252.83	2 103.8	0.00	120.00	1.2	0.00	372.83	2 105	**325.87**	347.6	0.00	12.60%
100-4	284.43	484.7	0.00	141.45	0.9	0.00	425.88	485.6	**368.95**	71.6	0.00	13.37%
100-5	195.80	82.9	0.00	160.01	4.6	0.00	355.81	87.5	**327.63**	638.1	0.00	7.92%
100-6	175.66	132.6	0.00	165.44	4.7	0.00	341.10	137.3	**312.68**	51.0	0.00	8.33%
100-7	346.09	1 982.5	0.00	96.50	1.6	0.00	442.14	1 984.1	**393.92**	1 466.4	0.00	10.91%
100-8	320.85	3 600.0	0.34%	109.63	1.3	0.00	430.48	3 601.3	**377.93**	3 600.0	0.02%	12.21%
100-9	331.53	3 271.6	0.00	115.57	0.9	0.00	447.10	3 272.5	**381.15**	3 600.0	0.05%	14.75%
100-10	298.10	2 485.8	0.00	112.85	0.9	0.00	410.95	2 486.7	**357.21**	3 453.7	0.00	13.08%

注：Obj 是评估分散调度模型和协同调度模型优劣的重要指标，加黑是突出相应模型的结果更优，表 3.6 和表 3.7 同此

表 3.6　病人规模 $|P|$=200 的结果（一）

| 算例 | 分散调度模型 | | | | | | | | 协同调度模型 | | | |
| | 重点医院 | | | 普通医院 | | | 加和结果 | | Obj | 时间/秒 | Gap | Imp |
	Obj	时间/秒	Gap	Obj	时间/秒	Gap	Obj	时间/秒				
200-1	552.11	3 600.0	0.40%	197.59	9.2	0.00	749.70	3 609.2	**669.45**	3 600.0	0.07%	10.7%
200-2	563.70	3 600.0	0.45%	194.34	2.7	0.00	758.04	3 602.7	**670.89**	3 600.0	0.03%	11.50%
200-3	542.45	3 600.0	0.15%	250.97	26.7	0.00	793.42	3 626.7	**697.86**	3 600.0	0.05%	12.04%
200-4	561.75	3 600.0	0.07%	289.96	45.5	0.00	851.71	3 645.5	**756.49**	3 600.0	0.11%	11.18%
200-5	420.64	3 600.0	0.12%	325.88	15.9	0.00	746.52	3 615.9	**667.01**	3 600.0	0.03%	10.65%
200-6	465.21	3 600.0	0.18%	326.80	45.0	0.00	792.01	3 645.0	**703.68**	3 600.0	0.02%	11.15%
200-7	624.22	3 600.0	0.07%	216.80	2.6	0.00	841.02	3 602.6	**731.67**	3 600.0	0.08%	13.00%
200-8	567.14	3 600.0	0.36%	222.38	6.5	0.00	789.52	3 606.5	**704.27**	3 600.0	0.06%	10.80%
200-9	645.41	3 600.0	0.52%	256.25	1.6	0.00	901.66	3 601.6	**786.84**	3 600.0	0.05%	12.73%
200-10	573.86	3 600.0	0.21%	225.19	10.7	0.00	799.05	3 610.7	**713.89**	2 151.7	0.00%	10.66%

表 3.7　病人规模 $|P|$ =500 和 $|P|$ =1 000 的结果（一）

算例	分散调度模型								协同调度模型			
	重点医院			普通医院			加和结果		Obj	时间/秒	Gap	Imp
	Obj	时间/秒	Gap	Obj	时间/秒	Gap	Obj	时间/秒				
500-1	1 462.38	7 200.0	1.41%	530.62	228.2	0.00	1 993.00	7 428.2	**1 735.00**	7 200.0	0.26%	12.95%
500-2	1 323.43	7 200.0	1.91%	701.94	834.0	0.00	2 025.37	8 034.0	**1 796.60**	7 200.0	0.13%	11.30%
500-3	1 172.04	7 200.0	0.85%	831.01	1 802.2	0.00	2 002.49	9 002.2	**1 822.38**	7 200.0	0.12%	8.99%
500-4	1 487.90	7 200.0	1.93%	1 186.95	568.7	0.00	2 674.85	7 768.7	**1 780.40**	7 200.0	0.22%	33.44%
500-5	1 595.76	7 200.0	0.90%	531.62	354.9	0.00	2 127.38	7 554.9	**1 875.52**	7 200.0	0.41%	11.84%
1000-1	—	7 200.0	—	—	3 600	—	—	—	—	7 200.0	—	—
1000-2	—	7 200.0	—	—	3 600	—	—	—	—	7 200.0	—	—
1000-3	—	7 200.0	—	—	3 600	—	—	—	—	7 200.0	—	—
1000-4	—	7 200.0	—	—	3 600	—	—	—	—	7 200.0	—	—
1000-5	—	7 200.0	—	—	3 600	—	—	—	—	7 200.0	—	—

　　从表 3.5 中可以看出，当使用 Gurobi 求解病人规模为 100 的算例时，分散调度模型能够求得除算例 100-2 和 100-8 外其余算例的最优解，协同调度模型能够求得除算例 100-2、100-8 和 100-9 外其余算例的最优解。对于没有求出最优解的算例，分散调度模型和协同调度模型求得的最好解的 Gap 值也都小于 1%，表明 Gurobi 在求解病人规模为 100 的算例时表现良好。比较分散调度模型的加和结果与协同调度模型的求解结果可以发现，协同调度模型求得的解的质量都远高于分散调度模型。

　　根据表 3.6 和表 3.7 可知，随着病人规模的增大，协同调度模型求得的解的质量仍然远高于分散调度模型，但是 Gurobi 求解算例的难度越来越大。在病人规模为 200 的算例中，只有协同调度模型能够求得算例 200-10 的最优解。总体而言，协同调度模型求得的解的 Gap 值几乎都小于重点医院模型。在病人规模为 500 的算例中，两种模型均无法在设定的最大求解时长内求得算例的最优解，且重点医院模型求得的解的 Gap 值均大于协同调度模型。当病人规模达到 1 000 时，两种模型都不能在最大求解时长内获得问题的可行解。

　　总的来说，当使用通用求解器 Gurobi 来求解分散调度模型和协同调度模型时，随着问题规模的增加，Gurobi 的求解难度和求解耗时随之增加，求得的解的 Gap 值不断增大。从分散调度模型和协同调度模型求得的解的质量来看，协同调度模型求得的解的质量均远高于分散调度模型求得的解的质量，这不仅表明协同调度模型的性能优于分散调度模型，还证明了医联体模式在调度病人上的有效性。

3.4.3　多算子驱动禁忌搜索算法实验结果分析

组成医联体的医院越多，所需要调度的病人数量也就越多，使用 Gurobi 很难在可接受的时间范围内求得问题的可行解，有时甚至无法求解，这极大地降低了其现实应用的可行性。因此，本章设计了多算子驱动禁忌搜索算法来求解多医院手术室协同调度模型，以实现在可接受的时间范围内求得问题的高质量可行解。

对启发式算法的性能进行测试时，使用的算例和实验环境与 3.4.2 节完全相同，启发式算法的程序代码使用 C++语言编写。启发式算法的实验结果如表 3.8~表 3.10 所示，将与 Gurobi 求解协同调度模型的结果进行对比。表中第 1 列表示算例名，第 2 列和第 3 列是 Gurobi 的求解结果，第 4~7 列是启发式算法的求解结果。其中，Obj 表示求得的最好解的目标函数值，时间表示求得最好解的耗时，以秒为单位。当对启发式算法进行性能测试时，每一个算例都会采用启发式算法独立求解十次，Average 表示十次求得的最好解的目标函数值的平均值，σ 表示十次求得的最好解的目标函数值的标准差。若启发式算法的求解结果中 Average 与 Obj 越接近，标准差 σ 越小，则启发式算法的稳定性越好。

表 3.8　病人规模 $|P|$ =100 的结果（二）

算例	Gurobi		多算子驱动禁忌搜索算法			
	Obj	时间/秒	Obj	时间/秒	Average	σ
100-1	**362.23**	1 915.6	369.82	24.8	370.47	0.40
100-2	**326.51**	3 600.0	331.30	25.4	336.49	2.77
100-3	**325.87**	347.6	330.14	17.7	331.32	1.07
100-4	**368.95**	71.6	373.79	25.9	375.08	0.84
100-5	**327.63**	638.1	331.59	43.8	331.81	0.25
100-6	**312.68**	51.0	314.87	42.1	315.63	0.50
100-7	**393.92**	1 466.4	403.56	35.1	405.49	0.87
100-8	**377.93**	3 600.0	388.90	29.6	389.90	0.43
100-9	**381.15**	3 600.0	389.76	39.4	392.17	2.25
100-10	**357.21**	3 453.7	362.45	37.7	365.75	1.89

注：Obj 是评估 Gurobi 和多算子驱动禁忌搜索算法优劣的重要指标，加黑是突出相应算法的结果更优，表 3.9 和表 3.10 同此

表 3.9   病人规模 $|P|$ =200 的结果（二）

算例	Gurobi		多算子驱动禁忌搜索算法			
	Obj	时间/秒	Obj	时间/秒	Average	σ
200-1	**669.45**	3 600.0	679.01	111.9	681.06	0.94
200-2	**670.89**	3 600.0	683.53	77.6	685.37	0.67
200-3	**697.86**	3 600.0	705.99	123.3	707.50	0.90
200-4	**756.49**	3 600.0	767.31	52.5	768.22	0.67
200-5	**667.01**	3 600.0	675.29	77.8	676.86	0.63
200-6	**703.68**	3 600.0	712.82	132.5	713.85	0.87
200-7	**731.67**	3 600.0	750.89	115.1	752.45	1.19
200-8	**704.27**	3 600.0	718.18	107.8	719.45	0.42
200-9	**786.84**	3 600.0	800.62	95.4	802.62	0.96
200-10	**713.89**	2 151.7	733.15	97.4	733.78	0.22

表 3.10   病人规模 $|P|$ =500 和 $|P|$ =1 000 的结果（二）

算例	Gurobi		多算子驱动禁忌搜索算法			
	Obj	时间/秒	Obj	时间/秒	Average	σ
500-1	**1 735.00**	7 200.0	1 769.88	1 809.7	1 773.45	1.94
500-2	**1 796.60**	7 200.0	1 834.47	591.4	1 837.68	2.97
500-3	**1 822.38**	7 200.0	1 849.51	687.5	1 851.93	2.28
500-4	**1 780.40**	7 200.0	1 823.93	973.4	1 827.54	1.80
500-5	**1 875.52**	7 200.0	1 916.87	876.4	1 918.86	1.79
1000-1	—	7 200.0	3 748.16	6 044.5	3 753.70	5.24
1000-2	—	7 200.0	3 717.73	3 530.7	3 720.64	1.65
1000-3	—	7 200.0	3 468.92	2 791.1	3 473.26	3.17
1000-4	—	7 200.0	3 663.09	3 289.6	3 663.09	0.00
1000-5	—	7 200.0	3 688.05	3 512.9	3 688.74	0.23

从表 3.8 可以看出，在求解病人规模为 100 的算例时，启发式算法求得的解的质量略低于 Gurobi，二者差值在 3%以内。从求解耗时来看，当使用 Gurobi 求解时，除了算例 100-4 和 100-6 能够在几十秒内完成求解，其余算例的耗时都比较长。启发式算法的最长耗时为 43.8 秒，少于 Gurobi 的最短耗时 51.0 秒，因此启发

式算法在求解耗时上具有显著优势。从 Average 列可以看出，启发式算法求解 10 次得到的目标函数值的平均值与最好值的差值很小，10 个算例中的最大差值为 5.19。从 σ 列可以看出，当使用启发式算法求解时，10 个算例中最大的标准差为 2.77，其中 6 个算例的标准差都小于 1。以上结果表明，启发式算法在求解病人总数量为 100 的算例时具有较好的稳定性。

根据表 3.9 和表 3.10 可知，随着病人规模增大，启发式算法求得的解的质量略低于 Gurobi，但是二者的差值仍然维持在 1%~3%，而启发式算法的求解耗时均远小于 Gurobi。在病人规模为 200 的算例中，启发式算法的最大求解耗时为 132.5 秒。除算例 500-1 外，启发式算法求解病人规模为 500 的算例耗时均不超过 1 000 秒。对于病人规模为 1 000 的算例，启发式算法能够求得可行解。分析 Average 列和 σ 列可知，算例中平均值与最好值之间的最大差值为 5.54，除算例 1000-1 和 1000-3 的 σ 值超过 3 以外，其余算例的 σ 值均保持在 3 以内，表明启发式算法在求解大规模算例时仍然具有良好的稳定性。

3.5　本 章 小 结

为了缓解我国医疗资源分配不平衡的问题，更好地管理和利用各类医疗资源，国家出台了一系列政策措施，鼓励医院之间形成医联体。随着医联体政策的推行，统筹调度医联体内的多种关键资源的多医院手术室联合调度模式，将是缓解我国医疗资源供需问题的有效途径。本章研究了面向医联体的多医院手术室协同调度问题，能够为医联体政策在推行过程中多医院协同调度的实现提供有价值的参考意义。

在模型构建层面，本章考虑到医联体政策出台之前，每家医院都是站在自身利益最大化的角度进行手术调度，构建多医院手术室分散调度模型，考虑到医院之间形成医联体之后，医联体内所有医院将会共享手术病人和医疗资源信息，并且追求整体优化目标的最大化，构建多医院手术室协同调度模型。通过对比两种模型的求解结果，验证了协同调度模型的有效性，也印证了医联体模式的有效性。针对协同调度模型，本章还设计了多算子驱动的禁忌搜索算法，实验结果表明该算法在不同规模算例上均具有较高的稳定性，且能在较短时间内求得高质量可行解。

本章的研究工作还有许多可以进一步拓展和深入的内容。医联体中包含了一片地区内的众多医院，为了降低构建手术室调度模型的难度，本章将医联体中的二级医院和社区医院抽象为一家普通医院，后续研究可以进一步增加医院数量。

除了手术室资源和病床资源外，医生、护士、麻醉师等也是手术室运作流程中的重要资源，在模型中增加相关约束能够提高获得的调度方案可行性。在现实情况中，急诊病人的到达和手术持续时长都存在不确定性，在模型中对这些不确定因素加以考虑虽然会增加模型求解的难度甚至改变模型求解的方法，但是能够使构建的手术室调度模型更加符合现实情况。在算法设计方面，所设计的启发式算法只使用了以 $Obj^{(2)}$ 为评估函数的 shift 算子和 swap 算子来优化病床使用数量，针对病床约束设计更加有效的算子和优化策略能够进一步提升启发式算法的性能。

第4章 考虑医生多点执业的多医院手术室协同调度双层优化模型和数学启发式算法

为促进医生资源平稳有序流动和科学配置，国家出台了医师多点执业政策。考虑医生多点执业的多医院手术室协同调度问题涉及的决策内容包括：病人手术所在医院、多点执业医生每日工作医院、病人术后恢复阶段所在医院。为了降低问题的求解难度，本章基于分解优化的思想构建了双层优化模型，将多医院手术室协同调度问题分解为上层多医院多日手术分配和下层单医院单日手术排序两个子问题。通过迭代求解双层优化模型，不断优化手术调度方案。在每次迭代中，上层的手术分配结果将产生一系列的下层单医院单日手术排序问题，而下层问题的手术排序结果将反馈到上层用于指导下次迭代的手术分配。为高效求解所提双层优化模型，设计了一个以 Gurobi 求解器为核心的数学启发式算法——局部分支驱动的迭代局部搜索（local branching driven iterated local search，LB-ILS）算法。该算法具有多种优势：①借助不可行分配反馈约束与错误估计反馈约束实现上层模型和下层模型的有效交互；②采用局部分支方法对上层问题的解空间进行有效划分；③利用多重启机制及疏散性约束平衡搜索的集中性和疏散性；④通过自适应参数调整机制加速双层优化模型求解。

4.1 引　　言

在建立和完善分级诊疗制度的过程中，针对医生这一关键医疗资源，国家卫生和计划生育委员会制定了《关于推进和规范医师多点执业的若干意见》，提出促进医师多点执业有序规范开展，目的是通过促进优质医疗资源平稳有序流动和科学配置，更好地为人民群众提供医疗卫生服务。

在医院的医疗服务过程中，手术室管理因涉及多种核心医疗资源，如器械、医生、病床等，一般处在医院调度和管理的核心位置。随着我国医联体和医师多点执业政策的不断推进，统筹调度医联体内各医院的医生、手术室和住院病床等关键资源的多医院手术室协同调度管理模式，将是提升现有资源利用效率、缓解我国医疗资源分配不平衡问题的有效途径，而如何实现多医院手术室的协同调度，则是当前迫切需要研究和回答的问题。

在目前医疗运作管理领域的研究中，国内外学术界的热点研究课题主要围绕运作层手术室调度展开，但研究范围通常只限于一家医院，很少考虑多家医院间的手术室协同调度，从而限制了医疗网络的资源整合效应。医疗网络的资源整合效应主要体现在对医疗资源利用率和医疗网络灵活性的提升上。首先，多医院手术室协同调度可以整合医疗网络的战术层和运作层手术室规划，获得整个医疗网络下的最优分配，从而提升医疗资源的利用率。其次，协同资源池的存在降低了对单家医院的病房、医生和手术室的需求量，能够允许更多的病人就诊，从而增强了整个医疗网络的灵活性[134]。在已有文献中，共享手术室资源[23]和手术室时间块[135]资源已经被证明是一种提高手术室与医生使用效率的有效方式。

对多医院手术室协同调度问题展开研究的国内外文献主要如下：万昕乐等研究了多医院手术室联合调度问题，考虑了手术室和术后麻醉恢复病床资源，以最小化最大手术完成时间为目标函数，建立了分布式两阶段混合流水车间调度模型，并提出了基于自适应学习的遗传算法[41]。Roshanaei 等提出了一个以医院联盟为研究背景的手术室联合调度问题，采用了基于逻辑的 Benders 分解方法将问题分解为一个主问题和多个子问题，上层主问题以最小化费用和最大化调度病人数量为目标建立了混合整数规划模型，下层子问题以最小化总超时时长为目标建立混合整数规划模型，并利用 Gurobi 进行求解，最后，作者利用博弈论的方法分析了医院联盟的稳定性[136]。之后，Roshanaei 等还研究了均衡的分布式手术室调度问题，该问题涉及两级均衡决策，包括每日宏观的手术室分配不平衡和每日微观的手术室开放不平衡，文中建立了一个混合整数非线性规划模型，提出了一种线性重构技术来生成三种模型变种，并设计了两种基于重构分解技术的精确求解算法[137]。

本章根据国家推行的医联体政策和医生多点执业政策，同时考虑手术室、医生和病床等多种关键资源约束，基于分解优化的思想构建了双层优化模型。从问题建模的复杂度来看，融合手术分配问题和手术排序问题的单医院集成调度问题已具有较高的复杂度，而本章研究的多医院手术室协同调度问题不仅调度的病人规模更大，还需决策病人手术所在医院、多点执业医生每日工作医院、病人术后恢复阶段所在医院,求解难度进一步提高。由于当前计算机性能的限制,基于精确算法的通用优化软件一般只适用于求解较为简单、规模不大的问题,对于更复杂、规模更大的问题,文献中一般采用多阶段方法或启发式方法。为了提高问题的求解效率以适应现实应用的需要,本章采用数学启发式方法对模型进行求解。该方法结合了元启发式方法和数学规划方法各自的优点,适用于求解复杂的组合优化问题,是当前运筹学领域的热点与前沿课题。

4.2 多医院手术室协同调度问题描述

如图 4.1 所示,当医院间形成医联体后,一个更加高效的医疗服务网络也就诞生了。通过综合调度医疗服务网络中各医院的病人、医生、手术室和病床资源,可以发挥医联体的资源整合效应,降低对单家医院的病房、医生和手术室的需求量,在现有资源数量不变的情况下安排更多的手术病人,提高关键医疗资源的利用率。医疗服务网络内各实体的具体介绍如下。

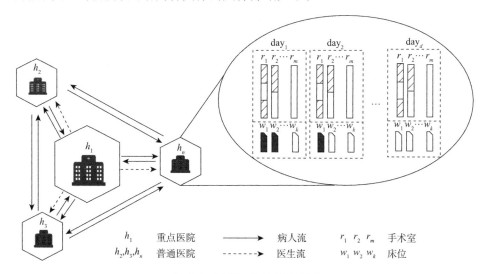

图 4.1 医疗服务网络示意图

医院。成员单位包括一家重点医院(如三级甲等医院)和多家普通医院(如二级医院、社区医院等)。在医疗服务网络中,各成员单位的手术部门统一管理病人的手术安排和术后恢复。重点医院的科室种类齐全,病床数量和医生数量较多,能够开展高风险、高难度手术。以社区医院为代表的普通医院科室种类和医生数量较少,拥有一定数量的床位,仅能够开展简单手术。

医生。医联体包含两类医生：一类是多点执业医生，他们将在医联体中的每一家具有相应科室的普通医院进行注册，可以去任何一家注册的医院工作。另一类是普通医生，他们仅在医联体中的一家医院进行了注册，因此只能在所注册的医院工作。

病人。医疗服务网络主要对择期病人进行调度，病人根据其手术所属的科室被分类，手术所在医院与恢复所在医院可以分别在两家不同的医院进行，但两家医院必须都具有病人所属的科室。不同病人根据其疾病严重程度和等待时长的不同，设定相应的调度权重。

病床。医联体存在两种病床管理策略，重点医院床位较多，病床按照科室预先分配；普通医院床位较少，病床不分科室，统一安排。

此外，为了限定研究范围，还做出了以下假设：

手术室。假设各医院的手术室均为多功能手术室，可以开展任意类型的手术。假设手术所需各项配套资源（除医生资源外）充足。假设各医院手术室的正常运行时间是 8 小时，并最多允许超时运行 4 小时。假设各医院的手术室能力管理策略都采用开放式策略。

医生。假设多点执业医生每天只在医联体中的一家所注册的医院工作，并且在进行手术室调度前，规划周期内的所有医生每天的计划工作时长已给出。

病人。假设每一类疾病的手术时长相同，该手术时长包含手术执行阶段的准备、手术和清理时间。若病人手术后需要转院进行术后恢复，不考虑病人转院的耗时，即病人在转院当日就需要占用术后恢复医院的床位。

多医院手术室协同调度问题需要解决的是在给定医疗服务网络中各项资源配置数量的情况下，给出规划周期内择期病人的手术治疗安排（手术日期、具体手术时间、所在手术室、主刀医生）和术后恢复安排（住院日期、所在医院），以及医生工作安排（每天的上下班时间、每日工作所在医院），要求尽可能多地安排手术病人，并减少不必要的病人转院和避免医院的超时运行。

不同于文献中通常将最小化医院手术室总超时时长作为优化目标，本章研究问题考虑最小化医院手术室最大超时时长。其原因在于，最小化医院手术室总超时时长所得的排序方案不能保证手术室超时时长的方差也很小，可能导致有的手术室超时时长较短，而有的手术室超时时长很长。若以最小化医院手术室最大超时时长为优化目标，可以在保证所得的排序方案中手术室的超时时长均较短的情况下平衡各手术室的超时时长。例如，假设有 4 个病人 $P = \{p_1, p_2, p_3, p_4\}$，分别由四位不同的医生执刀，计划手术时长分别为 4 个、3 个、6 个、5 个单位时长，手术室正常开放时长为 8 个单位时长。图 4.2 给出了两种超时时长最小的手术排序方案，总超时时长均为 2 个单位时长。排序方案 1 中手术室 r_1 和 r_2 的超时时长均为

1，而排序方案 2 中手术室 r_1 的超时时长为 2，r_2 的超时时长为 0。以最小化医院手术室总超时时长为优化目标，排序方案 1 和排序方案 2 目标值相同，而以最小化医院手术室最大超时时长为优化目标，排序方案 1 更好。对于医院管理者而言，排序方案 1 中各手术室的超时时长非常接近，能够均衡设备的损耗和医护人员的工作量，更受他们喜欢。

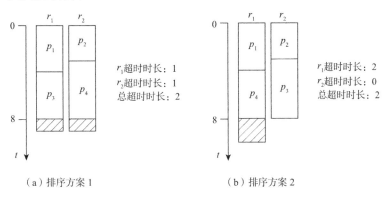

（a）排序方案 1　　　　　　　（b）排序方案 2

图 4.2　最优安排示意图

从决策内容的角度，本章提出的多医院手术室协同调度问题具有以下新的特点：①决策了择期病人手术所在医院。由于问题研究范围从单医院扩展到多医院，故需要根据手术病人需求和每家医院的资源能力来分配手术。②决策了多点执业医生每日工作医院。虽然每个多点执业医生可供选择的工作医院有多家，但是每天只能去一家医院工作。因此，需要合理安排多点执业医生每天的工作医院，使得各医院中的资源得到最大限度的利用。③决策了病人恢复所在医院。由于在模型中考虑了病床这一关键资源，且病人进行手术和术后恢复可以分别在不同医院进行，故需要决策病人术后恢复阶段所在医院。

4.3　多医院手术室协同调度问题的优化模型构建

在单家医院内，确定手术调度方案至少需要决策病人手术日期、所在手术室和手术起止时间。相比于首先使用手术分配模型来为病人分配手术日期和手术室，其次使用手术排序模型来为病人确定手术起止时间，直接使用集成优化模型能够获得质量更高的手术调度方案。当然，集成优化模型的求解难度要明显高于前者。为了获得质量更高的手术调度方案，本节首先建立多医院手术室协同调度问题的集成优化模型。其次基于分解优化的思想将集成优化模型分解为上层多医院多日手术分配和下层单医院单日手术排序两个子问题模型，降低问题的求解难度。

4.3.1 多医院手术室协同调度集成优化模型建立

表 4.1 给出了多医院手术室协同调度集成优化模型的相关符号定义。特别地，模型中规划周期的日期集合为 D，规划周期中每一天被分为多个等长的时段，T 是时段的集合。由于每天被分为了多个时段，且病人的计划手术时长已知，故可以确定每位病人手术开始时间的可行时段集合，$T_p \in T$ 表示病人 p 手术开始时间的可行时段集合。

表 4.1　符号定义

符号		含义
下标	h, p, s, i	医院、病人、医生、科室下标
	r, d, t	手术室、日期、时段下标
集合	H	医院集合，$h = 1, \cdots, \lvert H \rvert$，其中，$h = 1$ 表示重点医院，$h = 2, \cdots, \lvert H \rvert$ 表示普通医院
	P	病人集合，$p = 1, \cdots, \lvert P \rvert$
	S	医生集合，$s = 1, \cdots, \lvert S \rvert$
	D	规划周期的日期集合，$d = 1, \cdots, \lvert D \rvert$
	T	一天内的时段集合，$t = 1, \cdots, \lvert T \rvert$，且 $\lvert T \rvert = l + \delta$
	$H_p \in H$	病人 p 可去医院集合
	$S_h \in S$	医院 h 的医生集合，可多点执业医生同时出现在其可多点执业医院的医生集合之下
	$P_s \in P$	医生 s 的可手术病人集合
	$P_i \in P$	科室 i 的病人集合，$p = 1, \cdots, \lvert P_i \rvert$
	R_h	医院 h 的多功能手术室集合，$r = 1, \cdots, \lvert R_h \rvert$
	Ω_h	医院 h 的科室集合，$i = 1, \cdots, \lvert \Omega_h \rvert$
	$T_p \in T$	病人 p 手术开始时间的可行时段集合，$T_p = \{ t \mid t \leqslant \lvert T \rvert - g_p, t \in T \}$
	$T_s \in T$	医生 s 可以工作的时段集合
参数	M	一个非常大的正整数
	λ	超时惩罚权重
	l	手术室正常开放时长
	δ	手术室最大允许超时时长
	g_p	离散化后的病人 p 计划手术时长
	$\bar{g}_p$	病人 p 计划术后恢复时长

续表

符号		含义
参数	u_p	病人 p 的调度权重
	β_s^d	医生 s 在第 d 天的工作时长
	w_{hd}	医院 h 在第 d 天预计空置病床数
	$w_{1,d}^i$	重点医院科室 i 在第 d 天预计空置病床数
	$c_{phh'}$	从医院 h 转院至医院 h' 的惩罚值。该惩罚值的大小跟病人的偏好相关，如转院后离家距离、转院费用等
决策变量	x_{hpsdtr}	$x_{hpsdtr}=1$，病人 p 在第 d 天医院 h 由医生 s 主刀在手术室 r 第 t 个时段开始手术，否则 $x_{hpsdtr}=0$
	y_{hsd}	$y_{hsd}=1$，医生 s 在第 d 天于医院 h 工作，否则 $y_{hsd}=0$
	z_{hpd}	$z_{hpd}=1$，病人 p 在第 d 天于医院 h 开始进行术后恢复，否则 $z_{hpd}=0$
	$f_{phh'}$	$f_{phh'}=1$，病人 p 在医院 h 进行手术并在医院 h' 进行术后恢复
	v_{hdr}	医院 h 的第 r 个手术室在第 d 天的结束时间
	$\bar{v}_{hd}$	医院 h 在第 d 天的最晚结束手术室的超时时长

根据上述定义，多医院手术室协同调度问题的集成优化模型如下：

$$\text{Max} \sum_{h\in H}\sum_{s\in S_h}\sum_{p\in P_s}\sum_{d\in D}\sum_{t\in T_p|\{t,t+g_p-1\}\in T_s}\sum_{r\in R_h} u_p x_{hpsdtr} - \sum_{p\in P}\sum_{h\in H_p}\sum_{h'\in H_p} c_{phh'}f_{phh'} - \sum_{h\in H}\sum_{d\in D}\lambda\bar{v}_{hd}$$

(4.1)

$$\text{s.t.} \sum_{h\in H_p}\sum_{s\in S_h|p\in P_s}\sum_{d\in D}\sum_{t\in T_p|\{t,t+g_p-1\}\in T_s}\sum_{r\in R_h} x_{hpsdtr}\leqslant 1 \quad \forall p\in P$$

(4.2)

$$\sum_{h\in H|s\in S_h} y_{hsd}\leqslant 1 \quad \forall s\in S, d\in D$$

(4.3)

$$y_{hsd}\leqslant \sum_{p\in P_s}\sum_{t\in T_p|\{t,t+g_p-1\}\in T_s}\sum_{r\in R_k} x_{hpsdtr} \quad \forall d\in D, h\in H, s\in S_h$$

(4.4)

$$\sum_{p\in P_s}\sum_{t\in T_p|\{t,t+g_p-1\}\in T_s}\sum_{r\in R_h} g_p x_{hpsdtr}\leqslant \beta_s^d y_{hsd} \quad \forall d\in D, h\in H, s\in S_h$$

(4.5)

$$\sum_{h\in H|s\in S_h}\sum_{p\in P_s}\sum_{j=t-g_p+1|j\in T_p,\{j,j+g_p-1\}\in T_s}^{t}\sum_{r\in R_h} x_{hpsdtr}\leqslant 1$$

$$\forall s\in S, d\in D, t\in T_s$$

(4.6)

$$\sum_{s\in S_h}\sum_{p\in P_s}\sum_{j=t-g_p+1|j\in T_p,\{j,j+g_p-1\}\in T_s}^{t} x_{hpsdtr}\leqslant 1$$

$$\forall h\in H, r\in R_h, d\in D, t\in T_s$$

(4.7)

$$v_{hdr}\geqslant \sum_{s\in S_h}(t+g_p-1)x_{hpsdtr} \quad \forall p\in P, h\in H_p, r\in R_h, t\in T_p, d\in D$$

(4.8)

$$v_{hdr} \leqslant \sum_{s \in S_h} \sum_{p \in P_s} \sum_{t \in T_p \mid \{t, t+g_p-1\} \in T_s} M x_{hpsdtr} \quad \forall h \in H, d \in D, r \in R_h \tag{4.9}$$

$$\overline{v}_{hd} \geqslant v_{hdr} - l \quad \forall h \in H, d \in D, r \in R_h \tag{4.10}$$

$$\sum_{s \in S_h} \sum_{p \in P_s} \sum_{t \in T_p \mid \{t, t+g_p-1\} \in T_s} x_{hpsdtr} \geqslant \sum_{s \in S_h} \sum_{p \in P_s} \sum_{t \in T_p \mid \{t, t+g_p-1\} \in T_s} x_{hpsdt, r+1} \tag{4.11}$$

$$\forall h \in H, d \in D, r = 1, \cdots, |R_h| - 1$$

$$\sum_{p \in P_i} \sum_{j = d - \overline{g}_p + 1 \mid j \in D}^{d} z_{1,pj} \leqslant w_{1,d}^i \quad \forall d \in D, i \in \Omega_1 \tag{4.12}$$

$$\sum_{p \in P \mid h \in H_p} \sum_{j = d - \overline{g}_p + 1 \mid j \in D}^{d} z_{hpj} \leqslant w_{hd} \quad \forall h \in H \setminus \{1\}, d \in D \tag{4.13}$$

$$\sum_{h \in H_p} z_{hpd} = \sum_{h \in H_p} \sum_{s \in S_h} \sum_{p \in P_s} \sum_{t \in T_p \mid \{t, t+g_p-1\} \in T_s} \sum_{r \in R_h} x_{hpsdtr} \quad \forall p \in P, d \in D \tag{4.14}$$

$$\sum_{h \in H_p} \sum_{h' \in H_p} f_{phh'} = \sum_{h \in H_p} \sum_{s \in S_h} \sum_{p \in P_s} \sum_{d \in D} \sum_{t \in T_p \mid \{t, t+g_p-1\} \in T_s} \sum_{r \in R_h} x_{hpsdtr} \tag{4.15}$$

$$\forall p \in P$$

$$f_{phh'} \geqslant 1 - M \left(2 - \sum_{s \in S_h \mid p \in P_s} \sum_{d \in D} \sum_{t \in T_p \mid \{t, t+g_p-1\} \in T_s} \sum_{r \in R_h} x_{hpsdtr} - \sum_{d \in D} z_{h'pd} \right) \quad \forall p \in P, h, h' \in H_p \tag{4.16}$$

$$x_{hpsdtr} \in \{0, 1\} \tag{4.17}$$

$$\forall h \in H, s \in S_h, p \in P_s, d \in D, t \in T_p \mid \{t, t+g_p-1\} \in T_s, r \in R_h$$

$$y_{hsd} \in \{0, 1\} \quad \forall h \in H, s \in S_h, d \in D \tag{4.18}$$

$$z_{hpd} \in \{0, 1\} \quad \forall h \in H, p \in H_p, d \in D \tag{4.19}$$

$$f_{phh'} \in [0, 1] \quad \forall p \in P, h, h' \in H_p \tag{4.20}$$

$$v_{hdr} \in T \quad \forall h \in H, d \in D, r \in R_h \tag{4.21}$$

$$\overline{v}_{hd} \in \{0, \delta\} \quad \forall h \in H, d \in D \tag{4.22}$$

式（4.1）是目标函数，表示最大化调度病人的手术权重之和、最小化病人的转院权重之和，以及最小化医联体内各医院手术任务的最大超时时长的权重之和。

式（4.2）~式（4.5）是关于手术分配的约束条件。式（4.2）确保病人最多只会被安排一次手术。式（4.3）确保多点执业医生每天只能在一家医院上班。式（4.4）确保当多点执业医生没有被安排其他医院的手术任务时，无须去其他医院工作。式（4.5）表示医生每天手术时长不超过该天最大工作时长。

式（4.6）~式（4.11）是关于手术排序的约束条件。式（4.6）和式（4.7）分别表示医生和手术室的各手术时段不出现冲突。式（4.8）计算各医院每间手术室的结束时间。式（4.9）确保未使用的手术室不会开放。式（4.10）计算各医院手术室最大结束时间。式（4.11）是去除模型对称性的约束，表示下标较小的手术室安排的病人数量不少于下标较大的手术室安排的病人数量，以此方式区分手术室。由于模型假设手术室均为相同的多功能手术室，将产生大量的排序方案不同而目标值相同的同质解。例如，假设方案 1 将病人 p_1 和 p_2 安排在病房 r_1，将病人 p_3 安排在 r_2，而方案 2 将病人 p_1 和 p_2 安排在病房 r_2，将病人 p_3 安排在 r_1，两种方案虽然不同，但是所取得的目标值相同，实际的调度效果也没有区别。通过对称性约束（4.11）可以排除方案 2，从而缩小搜索空间并加速模型求解。

式（4.12）~式（4.16）是关于病人术后恢复安排的约束条件。式（4.12）表示当重点医院安排床位时，各科室使用的病床数量不能超过其病床总数。式（4.13）表示当普通医院安排床位时，各医院使用的病床数量不能超过其病床总数。式（4.14）表示若为病人安排手术，则必须为其安排术后恢复，且病人在手术当天即开始占用病床。特别地，由于式（4.2）确保病人最多只会被安排一次手术，故该式隐含了术后恢复至多只会被安排一次。式（4.15）~式（4.16）与病人转院相关，其中，式（4.15）表示只有安排手术的病人才会进行转院，式（4.16）计算病人是否转院。

式（4.17）~式（4.22）表示决策变量的取值范围。

4.3.2　多医院手术室协同调度问题分解

前面已经提到，对多医院手术室协同调度问题进行分解的目的是降低集成优化模型的求解难度，并不是将问题分解成手术分配问题和手术排序问题。分解得到的上层多医院多日手术分配子问题和下层单医院单日手术排序子问题仍然包含在一个统一的双层优化模型框架中。

1. 上层多医院多日手术分配子问题描述

上层多医院多日手术分配子问题将决策规划周期内的手术分配方案，具体包括以下几个方面。

（1）制定以下决策：多点执业医生工作医院、病人手术所在医院、病人手术日期及其主刀医生、病人术后恢复所在医院。

（2）满足以下约束要求：每位医生只能在一家医院工作，且总手术时长不超过其最大工作时长；每家医院的手术安排不能与手术室的开放时长发生冲突；每家医院每天的术后恢复病人总数不能超过其当天可分配病床总数。

（3）优化以下目标：根据病人在医院的等待时长和病情的紧迫程度为每个病人定义一个手术权重，根据病人转院的成本为每个病人定义一个转院权重。优化目要求最大化调度病人的手术权重之和，以及最小化转院病人的转院权重之和。

上层多医院多日手术分配子问题具备多个 NP 难度问题的特性，组合性很强。若将规划周期内每日每家医院看作一个背包，将手术室、病床和医生分别看作背包的一个维度，将病人手术看作待装入背包中的物品，则多医院多日手术分配子问题类似于 0/1 多维背包和 0/1 多背包问题。若将医院的病床看作资源，将术后病人看作任务，则为病人指定术后恢复医院问题类似于广义分配问题。背包问题和广义分配问题都是经典的 NP 难问题，因此上层多医院多日手术分配子问题也具有 NP 难度。

2. 下层单医院单日手术排序子问题描述

下层单医院单日手术排序子问题将根据上层问题制订的手术分配方案决策每台手术的具体安排方案，具体包括以下几个方面。

（1）制定以下决策：每台手术的具体开始时间，以及手术所在手术室。

（2）满足以下约束：每位病人的手术都被安排；同一医生病人的手术时间不重叠；同一手术室的使用时间不重叠；医生工作时长不超过该天最大工作时长。

（3）优化目标：最小化手术室最晚结束时间。

下层单医院单日手术排序子问题同样是具有 NP 难度的组合优化问题。若将待完成的手术看作工件，将手术室看作并行机器，将医生看作除机器外的额外资源，则下层单医院单日手术排序子问题可以看作带有额外资源约束的并行机调度问题，而并行机调度问题是经典的具有 NP 难度的组合优化问题。因此，下层单医院单日手术排序子问题同样具备 NP 难度。

4.3.3　多医院手术室协同调度双层优化模型建立

根据 4.3.2 节的问题描述，可分别为上层多医院多日手术分配子问题和下层单医院单日手术排序子问题，建立整数规划模型，二者共同构成了多医院手术室协同调度双层优化模型。

1. 上层多医院多日手术分配子问题的整数规划模型

上层模型所用集合、参数与表 4.1 相同，决策变量的定义如表 4.2 所示。

表 4.2　上层模型符号定义

上层模型决策变量	含义
x_{hpsd}	$x_{hpsd}=1$，病人 p 在第 d 天于医院 h 由医生 s 主刀；否则 $x_{hpsd}=0$
y_{hsd}	$y_{hsd}=1$，医生 s 在第 d 天于医院 h 工作；否则 $y_{hsd}=0$
z_{hpd}	$z_{hpd}=1$，病人 p 在第 d 天于医院 h 开始进行术后恢复；否则 $z_{hpd}=0$
$f_{phh'}$	$f_{phh'}=1$，病人 p 在医院 h 进行手术并在医院 h' 进行术后恢复

根据上述定义，上层多医院多日手术分配子问题的整数规划模型如下：

$$\text{Max} \sum_{h \in H} \sum_{s \in S_h} \sum_{p \in P_s} \sum_{d \in D} u_p x_{hpsd} - \sum_{p \in P} \sum_{h \in H_p} \sum_{h' \in H_p} c_{phh'} f_{phh'} \tag{4.23}$$

$$\text{s.t.} \sum_{h \in H_p} \sum_{s \in S_h | p \in P_s} \sum_{d \in D} x_{hpsd} \leqslant 1 \quad \forall p \in P \tag{4.24}$$

$$\sum_{h \in H | s \in S_h} y_{hsd} \leqslant 1 \quad \forall s \in S, d \in D \tag{4.25}$$

$$y_{hsd} \leqslant \sum_{p \in P_s} x_{hpsd} \quad \forall d \in D, h \in H, s \in S_h \tag{4.26}$$

$$\sum_{p \in P_s} g_p x_{hpsd} \leqslant \beta_s^d y_{hsd} \quad \forall d \in D, h \in H, s \in S_h \tag{4.27}$$

$$\sum_{s \in S_h} \sum_{p \in P_s} g_p x_{hpsd} \leqslant |R_h| \times |T| \quad \forall h \in H, d \in D \tag{4.28}$$

$$\sum_{p \in P_i} \sum_{j = d - \bar{g}_p + 1 | j \in D}^{d} z_{1,pj} \leqslant w_{1,d}^i \quad \forall d \in D, i \in \Omega_1 \tag{4.29}$$

$$\sum_{p \in P | h \in H_p} \sum_{j = d - \bar{g}_p + 1 | j \in D}^{d} z_{hpj} \leqslant w_{hd} \quad \forall h \in H \setminus \{1\}, d \in D \tag{4.30}$$

$$\sum_{h \in H_p} z_{hpd} = \sum_{h \in H_p} \sum_{s \in S_h | p \in P_s} x_{hpsd} \quad \forall p \in P, d \in D \tag{4.31}$$

$$\sum_{h \in H_p} \sum_{h' \in H_p} f_{phh'} = \sum_{h \in H_p} \sum_{s \in S_h | p \in P_s} \sum_{d \in D} x_{hpsd} \quad \forall p \in P \tag{4.32}$$

$$f_{phh'} \geqslant 1 - M \left(2 - \sum_{s \in S_h | p \in P_s} \sum_{d \in D} x_{hpsd} - \sum_{d \in D} z_{h'pd} \right) \tag{4.33}$$
$$\forall p \in P, \ h, \ h' \in H_p$$

$$f_{phh'} \in [0,1] \quad \forall p \in P, h, h' \in H_p \tag{4.34}$$

$$x_{hpsd} \in \{0,1\} \quad \forall h \in H, s \in S_h, p \in P_s, d \in D \tag{4.35}$$

$$y_{hsd} \in \{0,1\} \quad \forall h \in H, s \in S_h, d \in D \tag{4.36}$$

$$z_{hpd} \in \{0,1\} \quad \forall h \in H, p \in H_p, d \in D \tag{4.37}$$

式（4.23）是目标函数，表示最大化调度病人的手术权重之和，以及最小化病人的转院权重之和。式（4.24）~式（4.37）是约束条件，其含义与集成优化模型相同。每求解一次多医院多日手术分配子问题，便可以产生规划周期内每天每家医院的医生、病人、日期任务集合，以及病人术后恢复的具体医院。上层问题传递给下层问题的参数包括：

$S_{hd}^{(i)}$：第 i 次迭代，安排医院 h 第 d 天的医生集合；

$P_{hd}^{(i)}$：第 i 次迭代，安排医院 h 第 d 天的病人集合；

$P_{hds}^{(i)} \in P_{hd}^{(i)}$：第 i 次迭代，分配给医生 s 在第 d 天于医院 h 进行手术的病人集合；

$a_p^{(i)} \in S_{hd}^{(i)}$：第 i 次迭代，安排给病人 p 手术的医生。

2. 下层单医院单日手术排序子问题的整数规划模型

下层模型中所用参数与表 4.1 相同，新增相关符号定义如表 4.3 所示。

表 4.3　下层模型符号定义

下层模型决策变量	含义
x_{ptr}	$x_{ptr}=1$，病人 p 在手术室 r 的第 t 个时段进行手术；否则 $x_{ptr}=0$
v_r	手术室 r 的结束时间
$\breve{v}_{hd},\bar{v}$	医院 h 在第 d 天的最大超时时长

根据上述定义，下层单医院单日手术排序子问题的整数规划模型如下：

$$\breve{v}_{hd} = \text{Min } \bar{v} \tag{4.38}$$

$$\text{s.t.} \sum_{r \in R_h} \sum_{t \in T_p | \{t,t+g_p-1\} \in T_s, s=a_p^{(i)}} x_{ptr} = 1 \quad \forall p \in P_{hd}^{(i)} \tag{4.39}$$

$$\sum_{p \in P_{hd}^{(i)}} \sum_{r \in R_h} \sum_{j=t-g_p+1 | j \in T_p, \{j,j+g_p-1\} \in T_s}^{t} x_{pjr} \leqslant 1 \quad \forall s \in S_{hd}^{(i)}, t \in T_s \tag{4.40}$$

$$\sum_{p \in P_{hd}^{(i)}} \sum_{j=t-g_p+1 | j \in T_p, \{j,j+g_p-1\} \in T_s, s=a_p^{(i)}}^{t} x_{pjr} \leqslant 1 \quad \forall r \in R_h, t \in T \tag{4.41}$$

$$v_r \geqslant \left(t+g_p-1\right)x_{ptr} \quad \forall r \in R_h, p \in P_{hd}^{(i)}, t \in T_p \tag{4.42}$$

$$v_r \leqslant \sum_{p \in P_{hd}^{(i)}} \sum_{t \in T_p} M x_{ptr} \quad \forall r \in R_h \tag{4.43}$$

$$\bar{v} \geqslant v_r - l \quad \forall r \in R_h \tag{4.44}$$

$$\sum_{p \in P_{hd}^{(i)}} \sum_{t \in T_p | \{t,t+g_p\} \in T_s, s=a_p^{(i)}}^{t} x_{ptr} \geqslant \sum_{p \in P_{hd}^{(i)}} \sum_{t \in T_p | \{t,t+g_p\} \in T_s, s=a_p^{(i)}}^{t} x_{pt,r+1} \tag{4.45}$$

$$\forall r = 1,\cdots,|R_h|-1$$

$$x_{ptr} \in \{0,1\} \quad \forall p \in P_{hd}^{(i)}, r \in R_h, t \in T_p, \{t,t+g_p\} \in T_s, s=a_p^{(i)} \tag{4.46}$$

$$0 \leqslant v_r \leqslant |T| \quad \forall r \in R_h \tag{4.47}$$

$$\bar{v} \geqslant 0 \tag{4.48}$$

式（4.38）是目标函数，表示最小化手术室的最大超时时长；式（4.39）～式（4.48）是约束条件，其含义与集成优化模型相同。

3. 双层优化模型目标

分解后的多医院手术室协同调度问题的目标函数如式（4.49）所示：

$$\text{Max} \sum_{h\in H}\sum_{s\in S_h}\sum_{p\in P_s}\sum_{d\in D}u_p x_{hpsd} - \sum_{p\in Ph}\sum_{H_p}\sum_{h'\in H_p}c_{phh'}f_{phh'} - \sum_{h\in H}\sum_{d\in D}\lambda\tilde{v}_{hd} \qquad (4.49)$$

在双层优化模型中，上层模型涉及目标函数中的前两项，下层目标函数涉及目标函数中的第三项，该项表示最小化医联体内各医院手术任务的最大超时时长的权重之和。每求解一次上层问题，会生成多个下层问题。由于上层问题仅从时间总量上考虑手术任务分配是否满足约束，没有考虑在具体的手术排序中可能出现的时间间隙，而下层问题又要求在给定资源限制下将上层分配的手术任务全部安排，故当求解下层问题时可能出现没有可行解的情况。一旦出现这种情况，就意味着双层优化模型在当前上层问题手术分配方案下没有可行解，也就没有必要继续求解还未求解的下层问题和计算此时双层优化模型的目标函数值。

4. 下层模型的松弛约束

上层模型中手术室超时时长大小与下层模型可行性的关系可以简述如下：上层模型分配的手术任务越多，其目标函数值越大，可能导致的超时时长越大，下层模型求解越困难，获得可行解的可能性越小，双层优化模型整体目标函数值越小。因此，在上层模型分配手术任务时，需要预估下层模型的求解情况，降低不可行解出现的情况，提高求解效率。为了有效预估下层模型的求解情况，需要在上层模型中添加关于下层模型的松弛约束（4.50）：

$$\hat{v}_{hd} \geqslant \sum_{s\in S_h}\sum_{p\in P_s}g_p x_{hpsd} - |R_h| l \quad \forall h\in H,\ d\in D \qquad (4.50)$$

相应地，需要修改上层模型的目标函数。添加关于变量 $\hat{v}_{hd}$ 的表达式后，上层模型的目标函数如下：

$$\text{Max} \sum_{h\in H}\sum_{s\in S_h}\sum_{p\in P_s}\sum_{d\in D}u_p x_{hpsd} - \sum_{p\in Ph}\sum_{H_p}\sum_{h'\in H_p}c_{phh'}f_{phh'} - \sum_{h\in H}\sum_{d\in D}\lambda\hat{v}_{hd} \qquad (4.51)$$

4.4 局部分支驱动的迭代局部搜索算法设计

双层优化模型的上下层问题均为具有 NP 难度的问题，由于前期实验测试结果发现上层优化模型的求解难度更高，且下层模型的生成也依赖上层模型给出的手术分配方案，故提高上层模型的求解效率可以显著提升双层优化模型的求解速度。为此，本节提出了一个以 Gurobi 求解器为核心的数学启发式算法——LB-ILS 算法。

4.4.1　算法主要思想

LB-ILS 算法采用局部分支的思想将上层问题划分为多个求解子空间，并进行迭代求解。局部分支算法由 Fischetti 和 Lodi[138]提出，是经典的数学启发式算法。该算法由局部搜索改进而来，由于搜索过程形如一个树状的分支结构（图 4.3），且各分支节点之间依次连接，因此被称为局部分支算法。其主要思想是利用一个外部分支框架将原问题的解空间分解成一系列相互联系的子空间，并使用求解器快速依次搜索各子空间，子空间的生成与搜索同步进行，从而在较短时间内发现高质量的解。局部分支算法的具体实现是通过快速求得一个邻域内的局部最优解，然后以此局部最优解为中心，搜索其邻域内新的局部最优解，并重复操作直到满足停止条件。

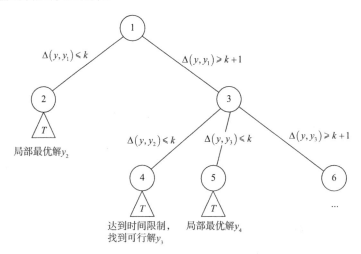

图 4.3　局部分支算法搜索示意图

4.4.2　邻域定义

邻域，即搜索的子空间，从图 4.3 上看是分支框架中各分支节点的左分支。当生成邻域时需要在原问题模型中添加选定分支变量的局部分支约束，一般采用基于汉明距离的局部分支约束。在变量较多的模型中，需要决策选择哪个变量作为局部分支变量。在上层模型中，由于起核心作用的决策变量是 x_{hpsd}，故将选择该变量作为局部分支变量。假设上层模型求解结束后获得的可行解为 $(\bar{x}, \bar{y}, \bar{z}, \bar{f})$，传递至下层问题的参数组合为 $\left(S_{hd}^{(i)}, P_{hd}^{(i)}, P_{hds}^{(i)}, a_p^{(i)}\right)$，则局部分支约束可以表示如下：

$$\Delta(x,\overline{x}) \leqslant k \tag{4.52}$$

$$\Delta(x,\overline{x}) > k \tag{4.53}$$

其中，式（4.52）是左分支约束；式（4.53）是右分支约束；$\Delta(x,\overline{x})$ 是变量 x_{hpsd} 与 $\overline{x}_{hpsd}$ 的汉明距离，计算公式如下：

$$\Delta(x,\overline{x}) = \sum_{(h,s,p,d)\in E_1}\left(1-x_{hpsd}\right) + \sum_{(h,s,p,d)\in B_1\setminus E_1} x_{hpsd} \tag{4.54}$$

式（4.54）中的集合定义如下：

$$E_1 = \left\{(h,s,p,d)\,|\,h\in H, d\in D, s\in S_{hd}^{(i)}, p\in P_{hds}^{(i)}\right\}$$

$$B_1 = \left\{(h,s,p,d)\,|\,\forall h\in H, s\in S_h, p\in P_s, d\in D\right\}$$

参数 k 是邻域规模，取值为正整数。通过两种分支约束的组合，可以对与当前可行解 $(\overline{x},\overline{y},\overline{z},\overline{f})$ 相关的解空间进行分解，实现分支操作。

4.4.3　LB-ILS 算法

1. LB-ILS 算法框架

LB-ILS 算法采用了多重启的策略，其整体框架如算法 1 所示。在算法 1 中，sol 表示双层优化模型的解，$\mathrm{sol} = \left\{\mathrm{upSol}, \mathrm{downSol}_{1,1}, \cdots, \mathrm{downSol}_{|H|,|D|}\right\}$；upSol 表示上层模型的解，$\mathrm{upSol} = \left\{x_{hpsd}, y_{hsd}, z_{hpd}, f_{phh'}\right\}$；$\mathrm{downSol}_{hd}$ 表示第 h 家医院第 d 天的下层模型的解，$\mathrm{downSol}_{hd} = \left\{x_{ptr}, v_r, \check{v}_{hd}\right\}$。

算法 1 的主要步骤如下。

步骤 1：初始解生成。利用节点搜索算法产生初始解 sol^0，历史最优解 $\mathrm{sol}^* = \mathrm{sol}^0$，$\mathrm{sol} = \mathrm{sol}^0$，精英解集 $\mathrm{ES} = \{\mathrm{sol}\}$。

步骤 2：最优解搜索。以解 sol 为参考解，应用基于局部分支的数学启发式算法获得精英解 sol'，更新 $\mathrm{ES} = \mathrm{ES}\cup\{\mathrm{sol}'\}$。

步骤 3：若 $f(\mathrm{sol}') > f(\mathrm{sol}^*)$，则更新 $\mathrm{sol}^* = \mathrm{sol}'$。

步骤 4：参考解选择。产生一个随机数 random。若 random $< \rho$，使用精英解作为新的初始解 sol，该精英解以同等概率选择本轮最优解或历史最优解。若 random $\leqslant 1-\rho$，使用疏散解作为新的初始解 sol，在上层模型添加疏散性约束，并利用节点搜索算法求解，使得 sol 至少有一个病人的手术安排方案与精英解集 ES 中的解不同。

步骤 5：重复步骤 2~步骤 4，直到满足停止条件。

2. 基于局部分支的数学启发式算法

基于局部分支的数学启发式算法示意图如图4.4所示。图4.4（a）为局部分支迭代算法示意图，圆形节点表示解的子空间（即邻域），节点中的序号表示求解次序。0节点表示初始解邻域，深灰色节点表示分割后实际搜索的邻域，浅灰色节点表示右分支约束添加后的总邻域，在算法的实际运行过程中并不求解。$\bar{x}^{b_h}$表示邻域的历史最优解，$\bar{x}^{b_0}$表示初始参考解。γ_{hd}是一个用于加速模型求解的自适应调节参数，具体介绍见4.4.6节。图4.4（b）为节点求解算法流程图，描述了邻域内上层问题与下层问题的求解及交互过程。

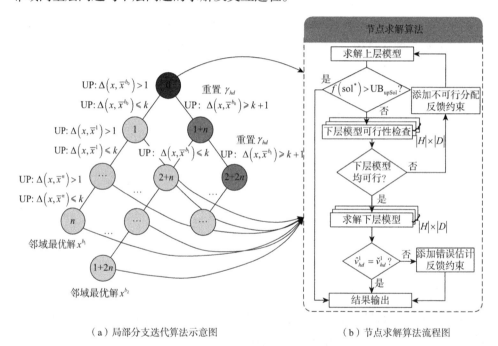

（a）局部分支迭代算法示意图　　　　（b）节点求解算法流程图

图4.4　基于局部分支的数学启发式算法示意图

局部分支迭代算法的关键步骤如下。

步骤1：划分邻域。以当前可行解为参考解$\bar{x}$，在上层模型中添加左分支约束，将解空间限定在参考解的左邻域中。

步骤2：邻域搜索。利用节点求解算法多次在该左分支内求解双层优化模型，并且每获得一个可行解后，在上层模型中添加一个关于此可行解的禁忌约束（4.55）及集中性约束（见4.4.4节），以避免在该邻域中再次搜索到相同解。

步骤3：邻域切换。将上层模型中左分支约束修改为右分支约束，并同时剔除旧邻域中的所有禁忌约束。

步骤 4：重复步骤 1~步骤 3，直到满足停止条件，停止条件被设置为总迭代次数或总求解时间达到给定限制。

步骤 2 中的禁忌约束定义如式（4.55）所示：

$$\Delta(x, \overline{x}) \geqslant 1 \tag{4.55}$$

在上述算法步骤中，有以下四点需要说明：

（1）在步骤 1 中，当首次划分邻域时，由于 $\Delta(x, \overline{x}^{b_0}) = 0 \leqslant k$，若直接进行邻域搜索，则第一次仍旧会搜索到初始可行解 $\overline{x}^{b_0}$，故需要添加关于可行解 $\overline{x}^{b_0}$ 的禁忌约束，避免再次搜索到 $\overline{x}^{b_0}$。

（2）在步骤 3 中，需要多次求解双层优化模型的原因如下：即使求解到了上层模型在当前邻域的最优解，但对于双层优化的目标函数值而言，仍然无法确定在该邻域中是否存在比当前解更好的解，因此步骤 3 采取了启发式策略，即给定邻域的搜索次数，以该邻域搜索到的历史最好解作为该邻域的最好解。同时，下层模型会返回求解的状态信息，该信息可以判定是否求到当前分支的最优解，若求到了该邻域的最优解，则会提前结束本分支的搜索，转到新的邻域。

（3）在步骤 4 中，在执行邻域切换时，禁忌约束的作用是避免在该邻域中搜索到相同解，当通过添加右分支约束切换到新的邻域后，由于不会再搜索到旧邻域中的解，故可以将禁忌约束剔除。

（4）若邻域搜索未找到可行解，则无法指导下一次的邻域划分，此时需要在执行完邻域切换后，通过节点求解算法为右分支快速求得一个可行解。

3. 节点求解算法

节点求解算法负责进行邻域内的搜索，其具体步骤如下。

步骤 1：上层模型求解。利用通用求解器在给定时间内求解上层模型，并传递下层模型参数。

步骤 2：上界判定。若当前上层模型的上界 $\mathrm{BD}_{\mathrm{upSol}}$ 超过历史最优解 $f(\mathrm{sol}^*)$，即 $\mathrm{BD}_{\mathrm{upSol}} \leqslant f(\mathrm{sol}^*)$，则说明当前子空间不会产生比历史最优解更好的解，跳过该子空间，转至步骤 7。否则转至步骤 3。

步骤 3：下层模型可行性检查。将下层目标函数设为常数，利用通用求解器快速求解。

步骤 4：可行性结果统计。统计求解结果，若下层模型存在不可行，则在上层模型中添加不可行分配反馈约束，并转至步骤 1。否则转至步骤 5。

步骤 5：下层模型求解。还原下层模型的目标函数，并再次利用通用求解器求解该模型。

步骤 6：最优性结果统计。统计求解结果，若下层模型求解结果与上层模型估计的结果不同，则在上层模型中添加错误估计反馈约束，并生成"非最优"状态，若结果相同则生成"最优"状态。

步骤 7：结果输出。计算双层模型目标值，返回求解状态，并结束求解。

在上述算法步骤中，需要有以下三点说明。

（1）邻域规模与邻域搜索时间是一对相关的参数。邻域规模即参数 k，其作用是平衡求解质量与求解速度，既要确保生成的左分支邻域 $N(\bar{x}, k)$ 足够大以包含更好的解，又要尽可能小以实现快速求解。根据实验测试的经验，将邻域规模 k 设为 20 较为合适。即使给定了合适的邻域规模，在某些情况下找到当前邻域的最优解仍然非常耗时。从启发式角度来看，及时放弃低质量的求解子空间是一种高效的做法。根据经验，上层问题和各下层问题的每次求解时间上限设置为 20 秒较为合适。

（2）在步骤 3 中，通过检查下层模型的可行性可以提高模型求解效率。上层模型未考虑到手术安排产生的间隔时间，导致下层模型包含强约束，要求所有病人在给定的手术室超时时长上限内全部被安排，这可能导致下层问题没有可行解。在每轮求解时求出产生的 $|H| \times |D|$ 个下层问题的最优解是一个非常耗时的过程，为了加速此过程，可以在求解下层问题前先确认其可行性。为此，节点搜索算法采用 Roshanaei 等提出的方法，将下层模型的目标函数修改为一个常数值（本章设为 0），省去了通用求解器求解子问题下界的过程，加速了模型的求解[136]。当每轮求解时，所有的下层模型都会依次检验其可行性，对于不可行的下层模型，将添加不可行分配反馈约束至上层模型中。在多轮迭代求解中，使用可行性检验可以显著加速整个问题的求解过程。

（3）在步骤 4 中，在给定邻域下需要反复求解，直到获得一个可行解，而邻域内可能不存在可行解，因此在实际求解时可以设定不可行反馈约束添加次数上限，当达到该上限时，放弃该邻域。

4.4.4 集中性约束与疏散性约束

1. 集中性约束

在基于局部分支的数学启发式算法中，算法会多次对给定邻域进行搜索。为了提高搜索效率，需要多次在求解结束后添加左分支约束（4.52）以减少邻域规模。为了更好地说明左分支约束如何通过减少邻域规模来提高搜索效率，图 4.5 给出了集中性约束添加后解空间的示意图。由图 4.5 可知，随着邻域搜索的进行，解空间随着集中性约束的添加逐渐缩小，最终保留下高质量的解空间。

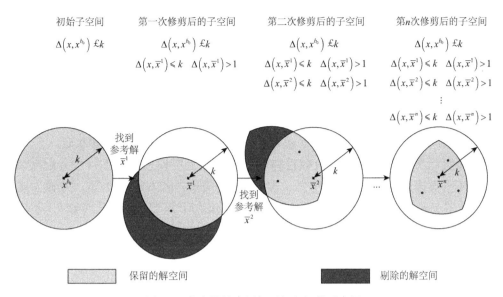

图 4.5　集中性约束添加后解空间的示意图

2. 疏散性约束

通过多次调用基于局部分支的数学启发式算法，可以把一个新解作为起始点进行新一轮的搜索，但这种方法的疏散性水平较低。例如，若以病人、医生、医院和日期表示一个手术安排方案，不同解之间的差别可能仅仅是手术安排方案的组合方式不同。为了提升算法的疏散性水平，定义并使用了如式（4.56）所示的疏散性约束：

$$\sum_{(h,p,s,d)\in E_2|(h,p,s,d)\notin \mathrm{ES}} x_{hpsd} \geqslant 1 \tag{4.56}$$

其中，$E_2 = \{(h,s,p,d) \mid h \in H,\ s \in S_h,\ p \in P_s,\ d \in D\}$。该约束表示与已获得的精英解集中的手术安排方案相比，新解至少需要包含一个未出现过的手术安排方案。

4.4.5　两类反馈约束

上层模型的求解结果会出现三类情况：①手术分配方案不可行。②手术分配方案可行，但手术室超时时长估计错误。③手术分配方案可行，且手术室超时时长估计正确。节点搜索算法在执行过程中，为了有效利用下层模型的求解信息来降低前两类情况的出现会添加两类反馈约束，即不可行分配反馈约束与错误估计反馈约束。

1. 不可行分配反馈约束

不可行分配反馈约束定义如下：

$$\sum_{p \in P_{hd}^{(i)}} \sum_{s \in S_{hd}^{(i)}} \left(1 - x_{hpsd}\right) \geqslant 1 \quad \forall (h,d) \in U^{(i)} \tag{4.57}$$

其中，$U^{(i)}$ 表示第 i 次迭代中不可行子问题的集合；$P_{hd}^{(i)}$ 表示下标为 h，d 的不可行子问题中的病人集合；$S_{hd}^{(i)}$ 表示下标为 h，d 的不可行子问题中的医生集合。

不可行分配反馈约束的有效性体现如下：当上层模型添加不可行分配反馈后，不会再搜索到不可行组合 $U^{(i)}$。其证明较为简单，若不可行组合 $U^{(i)}$ 出现，则式（4.57）左侧取值为 0，由于不等式要求取值大于等于 1，故式（4.57）不成立，即不可行组合 $U^{(i)}$ 不会出现。

2. 错误估计反馈约束

错误估计反馈约束定义如下：

$$\hat{v}_{hd} \geqslant tv_{hd}^{(i)} \left(1 - \sum_{p \in \bar{P}_{hd}^{(i)}} \sum_{s \in \bar{S}_{hd}^{(i)}} \left(1 - x_{hpsd}\right)\right) \quad \forall (h,d) \in \Gamma^{(i)} \tag{4.58}$$

其中，$tv_{hd}^{(i)}$ 表示下层模型求解后所获得的手术室真实超时时长；$\Gamma^{(i)}$ 表示下层模型中对 $\hat{v}_{hd}$ 估计错误的子问题集合；$\bar{P}_{hd}^{(i)}$ 表示下标为 h，d 的子问题中的病人集合；$\bar{S}_{hd}^{(i)}$ 表示下标为 h，d 的子问题中的医生集合。

错误估计反馈约束的有效性主要体现在应对两种情况的发生方面，分别如下。

（1）当估计错误的子问题组合 $\Gamma^{(i)}$ 出现时，错误估计反馈约束可以避免对 $\hat{v}_{hd}$ 估计错误，即避免估计值偏小。

（2）当其他组合出现时，错误估计反馈约束不会对这些组合产生影响。

错误估计反馈约束的有效性证明如下。

首先，假设

$$F(x) = 1 - \sum_{p \in \bar{P}_{hd}^{(i)}} \sum_{s \in \bar{S}_{hd}^{(i)}} \left(1 - x_{hpsd}\right) \quad \forall (h,d) \in \Gamma^{(i)} \tag{4.59}$$

情况 1：当组合 $\Gamma^{(i)}$ 出现时，$F(x)=1$，此时模型中关于 $\hat{v}_{hd}$ 的约束有

$$\hat{v}_{hd} \geqslant tv_{hd}^{(i)} \quad \forall (h,d) \in \Gamma^{(i)} \tag{4.60}$$

$$\hat{v}_{hd} \geqslant \sum_{s \in S_h} \sum_{p \in P_s} g_p x_{hpsd} - \left|R_h\right| \times l \quad \forall (h,d) \in \Gamma^{(i)} \tag{4.61}$$

因为 $tv_{hd}^{(i)} \geqslant \sum_{s \in S_h} \sum_{p \in P_s} g_p x_{hpsd} - \left|R_h\right| \times l$，故式（4.60）有效，错误估计反馈约束可以避免估计错误。

情况 2：当其他组合出现时，$\max\left(F(x)\right) = 0$，此时模型中关于 $\hat{v}_{hd}$ 的约束有

$$\hat{v}_{hd} \geqslant 0 \ \ \forall (h,d) \notin \Gamma^{(i)} \tag{4.62}$$

$$\hat{v}_{hd} \geqslant \sum_{s \in S_h} \sum_{p \in P_s} g_p x_{hpsd} - |R_h| \times l \ \ \forall h \in H, \ d \in D, \ n \in N \ | \ (h,d) \notin \Gamma^{(i)} \tag{4.63}$$

错误估计反馈约束不会对其他组合产生影响。

4.4.6　自适应参数调整机制

在反馈机制中，下层模型若不可行，则上层模型会添加一个禁忌约束，直到找到一个可行解，不可行解会随着问题大规模增大而变多。为了减少不可行解出现的次数，最有效的方式是减少上层模型中分配的手术任务量，通过减小解空间来降低节点的求解时间。

这里我们引入了一个参数 γ_{hd}，用来表示上层模型中医院 h 在 d 天手术室可供使用的时间总量。相应地，在上层模型中需要用约束（4.64）来替代约束（4.28）。

$$\sum_{p \in P_s} g_p x_{hpsd} \leqslant \gamma_{hd} \ \ \forall d \in D, \ h \in H \tag{4.64}$$

有关自适应 γ_{hd} 参数调整机制的描述如下。

步骤 1：初始化每天每家医院允许超时时长 γ_{hd}，取值为允许超时的时间上限，即 $\gamma_{hd} = |T| \times |R_h|$，$\forall h \in H$，$d \in D$。例如，若某医院有 2 间手术室，每间手术室有 48 个时段，则 γ_{hd} 取值为 96。

步骤 2：γ_{hd} 更新。当求解在左分支的节点时，若下层模型被验证为不可行，则在上层模型中减少该医院该日期的允许超时时长，减少量为 0.05δ，即 $\gamma_{hd}^{(i+1)} = \gamma_{hd}^{(i)} - 0.05\delta$。

步骤 3：γ_{hd} 重置。当求解转移到右分支的节点时，重置所有 γ_{hd} 值为初始值。

4.5　实　验　测　试

为了验证本章提出的双层优化模型和 IB-ILS 算法的有效性，本节基于文献中报道的数据构造了合适的数据集并进行了实验测试。

4.5.1　实验环境与数据集

本章设计的 LB-ILS 算法在 Visual Studio 2017 集成开发环境下采用 C++编写，

并由 GNU g++编译器编译，子问题模型的求解调用通用求解器 Gurobi。所有实验测试在 Intel CoreTM i7-8700 CPU @ 3.2GHz，内存 8.00GB，Windows10 环境下执行。

由于文献中关于多医院手术室调度问题的研究较少，并且不同学者在研究手术室调度问题时考虑的侧重点不同，使用的实验算例也不尽相同，故获取直接适用于本章所提模型的算例十分困难。为了评估本章所提模型和算法的有效性，依据文献中报道的相关数据生成了测试算例。

本章研究的医联体系统包含的医院有重点医院和普通医院两种，为了让研究更具一般性，算例中医院数量 $|H|$ 设定为 3 家，分别是 1 家重点医院和 2 家普通医院。规划周期长度 $|D|$ 设为 5 天，医联体的科室总数量 $|\Omega_h|$ 设为 3。根据各医院资源配置情况，算例可以分为手术室和病房床位均不足、病房床位不足、手术室和病房床位充足三种场景，并据此生成三类测试数据集。算例的基础参数设置如表 4.4 所示，1 表示手术室和病房床位均不足，2 表示病房床位不足，3 表示手术室和病房床位充足。

表 4.4　算例基础参数设置

参数	医联体资源配置状态								
	1			2			3		
总时段数量/个	48			48			48		
允许超时的时段数量/个	16			16			16		
时段长度/分钟	15			15			15		
医院数量/家	3			3			3		
各医院的科室数量/家	3	1	1	3	1	1	3	1	1
科室设置（1 表示有，0 表示没有）	1/1/1	1/0/0	0/1/0	1/1/1	1/0/0	0/1/0	1/1/1	1/0/0	0/1/0
各医院多功能手术室数量/家	2	1	1	4	2	2	4	2	2
各医院的床位数量/张	10	18	16	10	18	16	20	18	16
重点医院各科室的床位数量/张	4/4/2			4/4/2			8/8/4		
医生总数量/人	10			10			10		
各医院的医生数量/人	5	3	2	5	3	2	5	3	2
各医院各科室的医生数量/人	2/2/1	3/0/0	0/2/0	2/2/1	3/0/0	0/2/0	2/2/1	3/0/0	0/2/0
可多点执业的医生数量/人	2			2			2		
各科室可多点执业的医生数量/人	1/1/0			1/1/0			1/1/0		

病人 p 的调度权重 u_p 是随机产生的，且 $u_p \in [0,1]$。病人 p 从医院 h 转院至医

院 h' 的惩罚值 $c_{phh'}$ 也是通过产生的随机数确定的，且 $c_{phh'} \in [0,1]$。手术室超时的惩罚权重 λ 设为 0.1。病人的手术持续时长和术后恢复时间在文献中多采用对数正态分布，即 $\ln g_p^{\xi} \sim \mathrm{N}(\mu_1, \delta_1)$，$\ln g p_p \sim \mathrm{N}(\mu_2, \delta_2)$，详细的参数设置如表 4.5 所示。

表 4.5   病人的手术持续时长和术后恢复时间设置

科室	手术持续时长/时段		术后恢复时间/天	
	均值	标准差	均值	标准差
科室 1	9	2.4	3.3	0.47
科室 2	10	3.2	2.7	0.5
科室 3	11	4.1	3	0.3

在病人规模上，算例分别考虑了 90、120 和 150 三种情况，算例中各科室的病人数量分布如表 4.6 所示。

表 4.6   病人规模设置

科室	病人总数/个		
	90	120	150
科室 1	38	41	64
科室 2	27	43	39
科室 3	25	36	47

医生有三种排班模式，即上半天工作（时段：0~16）、下半天工作（时段：17~48）和全天工作（时段：0~48）。

通过将上述资源配置和病人规模进行组合，本章共计生成 9 组算例。

4.5.2   双层优化模型有效性验证

为了验证双层优化模型相较集成优化模型的优势，在产生的所有算例上，将对比采用 Gurobi 求解集成优化模型（MILP&Gurobi）所得结果与 LB-ILS 算法求解双层优化模型（Bilevel model&LB-ILS）所得结果。其中 LB-ILS 算法总运行时间设定为 3 600 秒，MILP&Gurobi 的最大时间限制为 36 000 秒。实验结果如表 4.7 所示，表中 UB 表示 Gurobi 在 36 000 秒内求解集成优化模型获得的最优上界，Obj 表示 MILP&Gurobi 或 Bilevel model&LB-ILS 求得的最优值，Gap 反映了最优值与最优上界的差距，其计算公式为 Gap = (UB − Obj) / UB×100%，时间表示首次获得历史最优解的时长。由表 4.7 可以观察到，虽然 MILP&Gurobi 可以找到 3 个算例（90-2、90-3 和 120-2）的最优解，而 Bilevel model&LB-ILS 只能找到 2 个算例

（90-2 和 120-2）的最优解，但是后者在其余 6 个算例上找到的解的质量均优于前者。同时，Bilevel model&LB-ILS 的平均 Gap 为 1.39%，显著小于 MILP&Gurobi 的平均 Gap（2.99%）。从首次获得历史最优解的时间来看，Bilevel model&LB-ILS 的平均时间为 1 882 秒，较 MILP&Gurobi 的求解时间缩短了约 80%。因此，上述实验结果验证了双层优化模型和 LBILS 算法的有效性。

表 4.7   MILP&Gurobi vs. Bilevel model&LB-ILS 结果对比

算例	UB	MILP&Gurobi			Bilevel model&LB-ILS		
		Obj	Gap	时间/秒	Obj	Gap	时间/秒
90-1	407.618	394.697	14.21%	14 086	**399.118**	2.09%	750
90-2	407.618	**407.618**	0.00	1 420	**407.618**	0.00	1 866
90-3	443.731	**443.731**	0.00	8 375	443.431	0.07%	3 390
120-1	571.016	541.038	5.25%	11 103	**546.940**	4.22%	560
120-2	573.293	**573.293**	0.00	11 790	573.293	0.00	3 231
120-3	610.512	606.912	0.59%	7 545	**607.312**	0.52%	619
150-1	656.214	626.437	4.54%	1 641	**631.022**	3.84%	924
150-2	707.144	698.498	1.22%	15 628	**699.734**	1.05%	2 992
150-3	755.387	746.877	1.13%	14 957	**749.620**	0.76%	2 608
平均值			2.99%	9 616		1.39%	1 882

注：Obj 是评估 MILP&Gurobi 和 Bilevel model&LB-ILS 优劣的重要指标，加黑是突出相应模型的结果更优

为了进一步验证双层优化模型在求解大规模算例时是否依然有效，实验测试中还生成病人规模为 500 的超大规模算例。测试结果表明，MILP&Gurobi 由于内存不足而无法求解该超大规模算例，Bilevel model&LB-ILS 可以在 30 分钟内获得高质量的可行解。

4.5.3   协同调度模式有效性验证

为了验证协同调度模式的有效性，本小节将每家医院手术室独立管理的分散调度模式作为比较对象，分别利用总调度病人数、床位利用率、手术室结束时间和重点医院多点执业医生工作时间四个指标进行对比。

在分散调度模式下，3 家医院接诊的病人总数与协同调度模式相同，但重点医院和普通医院接诊的人数不同。为了更加贴近现实场景中重点医院和普通医院的病人就诊情况，设定了三种病人分配比例，详细参数如表 4.8 所示。各医院将根据设定的病人比例和所拥有的科室分配手术病人。同时，在分散调度模式中取消了多点执业医生，即医生只能在一家医院工作。

表 4.8　各医院就诊病人比例

序号	医院 1	医院 2	医院 3
1	1/2	1/4	1/4
2	2/3	1/6	1/6
3	3/4	1/8	1/8

对于在分散调度模式下各医院手术室调度模型的求解，本节依旧采用基于局部分支的迭代局部搜索算法。特别地，由于求解一次协同调度模型相当于求解了 3 次分散调度模型，故协同调度模型与各医院手术室调度模型的最大求解时长均设定为 3 600 秒。

图 4.6（a）~图 4.6（d）分别给出了不同算例中协同调度模式与分散调度模式的总调度病人数、床位利用率、手术室结束时间和重点医院多点执业医生工作时间的对比结果，图中结果显示，协同调度模式在所有对比指标中均优于分散调度模式。

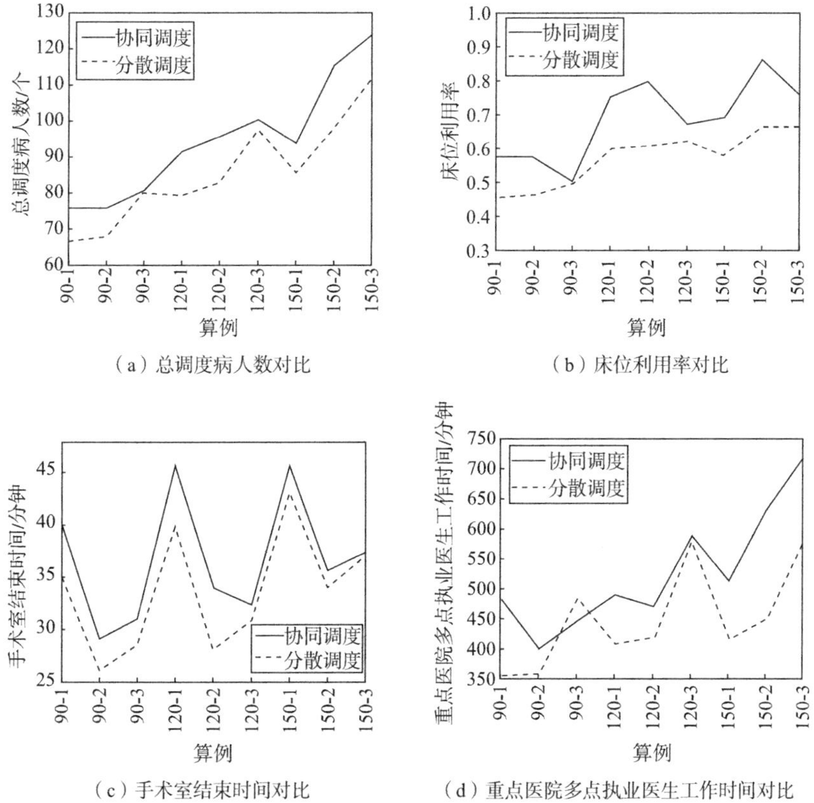

（a）总调度病人数对比

（b）床位利用率对比

（c）手术室结束时间对比

（d）重点医院多点执业医生工作时间对比

图 4.6　协同调度 VS 分散调度

在表 4.9~表 4.12 中，本节进一步对比了在不同资源配置状态下协同调度模式相对于分散调度模式在上述指标上的提升比例。以表 4.9 为例，总调度病人数的提升比例的计算公式为 $\text{ProRate} = (\text{coll} - \text{disp}) / \text{disp} \times 100\%$，其中，coll 为协同调度模式的总调度病人数；disp 为分散调度模式的总调度病人数。若 ProRate 的值为正，表明协同调度模式比分散调度模式表现更好，且数值越大结果越显著。

表 4.9　总调度病人数对比

算例规模	提升比例		
	资源配置 1	资源配置 2	资源配置 3
90	13.43%	11.22%	0.83%
120	15.48%	15.66%	3.06%
150	9.73%	18.77%	10.39%

表 4.10　床位利用率对比

算例规模	提升比例		
	资源配置 1	资源配置 2	资源配置 3
90	26.00%	23.34%	1.50%
120	26.08%	31.67%	7.31%
150	20.32%	30.43%	14.53%

表 4.11　手术室结束时间对比

算例规模	提升比例		
	资源配置 1	资源配置 2	资源配置 3
90	13.95%	12.05%	8.79%
120	14.82%	20.81%	4.53%
150	6.14%	4.77%	0.54%

表 4.12　重点医院多点执业医生工作时间对比

算例规模	提升比例		
	资源配置 1	资源配置 2	资源配置 3
90	36.03%	11.56%	−7.98%
120	20.54%	12.35%	1.84%
150	23.18%	40.64%	24.97%

表 4.9 展示了协同调度模式和分散调度模式在不同算例上总调度病人数的情况。可以发现，协同调度模式在所有算例上均可以调度更多的病人。在资源不足的资源配置 1 和资源配置 2 两种情况下，协同调度模式的提升比例比资源充足的资源配置 3 更大。同时，随着算例规模的增加，相同资源配置状态下提升比例的

数值也随之增加。资源配置 1 下规模为 150 的算例的提升比例较小的原因是该算例较难求解，解的质量较差。

在床位利用率上，根据表 4.10 的结果仍然可以得出协同调度模式优于分散调度模式的结论。从表 4.10 中可以发现，床位利用率的提升比例更为显著，最高提高了 30%左右，表明允许外科医生多点执业和病人转院恢复可以有效提高病房床位利用率。

表 4.11 展示了协同调度模式相较于分散调度模式在手术室结束时间这一指标上的提升比例。表中数值为正表明在协同调度模式下的手术室结束时间晚于分散调度模式，而更晚的结束时间意味着更高的手术利用率，因此协同调度模式的调度效果更好。在此项指标对比中存在一个有趣的现象，即当床位不足时，手术室结束时间的提升比例显著高于床位充足的情况，这反映了手术室和病房床位的合理配置对于提高手术室利用率的重要性。

表 4.12 对比了重点医院多点执业医生实际工作时间的提升情况。在问题描述中，本章假设重点医院手术室资源短缺，普通医院优质医生资源短缺，这与目前我国的医疗系统情况是一致的。从表 4.12 中我们发现，医生在协同模式中能够工作更长的时间。因此，根据当前国家出台的相关政策，允许重点医院的医生在医联体内流动，能够有效提高医生资源的利用率。

4.6　本 章 小 结

相较于单医院手术室调度问题，基于医联体模式提出的多医院手术室协同调度问题的病人规模更大、决策内容更多、约束条件更复杂、求解更困难。基于分解优化的思想，本章将该问题分解为上层多医院多日手术室分配子问题和下层单医院单日手术排序子问题，并构建了双层优化模型。为高效求解双层优化模型，设计了 LB-ILS 算法。通过产生不同规模和特点的算例，对双层优化模型和 LB-ILS 算法的有效性进行了检验：通过将集成优化模型与双层优化模型进行对比，验证双层优化的有效性；通过与分散调度模式在总调度病人数、床位利用率、手术室结束时间和重点医院多点执业医生工作时间四个指标上进行对比，验证协同调度模式的有效性。本章所提算法具有一定通用性，可在其他复杂优化调度问题上进一步验证其有效性。

第5章 不确定情境下的多医院手术室协同调度模型和算法

不确定性事件的发生会极大地影响已有手术调度方案，导致病人手术推迟甚至取消，不仅影响了病人的生命健康，还增加了手术室部门的管理难度。为了降低医院成本和管理风险，提高多医院手术室协同调度模式的鲁棒性，本章进一步考虑病人手术时长和住院时长不确定性对手术调度方案的影响，研究了在不确定情境下的多医院手术室协同调度问题。在第 4 章的基础上，建立了随机双层优化模型，并设计了结合仿真技术和优化方法的蒙特卡洛优化算法。实验结果表明，采用随机双层优化模型获得的手术调度方案的鲁棒性比确定性期望值模型更高，能够有效降低手术室的管理风险。

5.1 引　　言

手术治疗涉及多种人力和物力资源，在病人救治和资源使用过程中极易发生各种不确定性事件，它们会破坏已有手术调度方案的可行性，未开始的病人手术可能被迫需要推迟甚至取消。这些不确定性事件不仅增加了医院运营成本，也是医院手术室部门管理风险的主要来源之一。常见的不确定性因素有病人手术时长不确定性、病人恢复时长不确定性和急诊病人到达不确定性等。

随着我国医联体政策的持续推进，为了进一步促进医联体内部优质医疗资源上下贯通，提升医疗服务体系的整体效能，紧密型医联体将逐步取代松散型医联体成为医改新趋势。相比于仅以管理和技术为连接纽带的松散型医联体，紧密型医联体将对所包含医疗机构的人、财、物实行统筹管理，形成一个利益共同体和责任共同体。在组成紧密型医联体的同时，各家医院的管理风险也会被放大到整个医联体之中，也就是说，单家医院内发生的不确定性事件不仅会破坏本医院的手术调度方案，还可能对医联体内其他医院产生影响，这给医联体管理者带来更大的挑战。

在多医院手术室协同调度问题中，不确定性因素对整个医联体的影响表现如下：由于多点执业医生可以在医联体内的多家医院工作，当单家医院的手术调度方案在不确定性因素的影响下出现手术推迟或者取消的情况时，负责相应手术的多点执业医生无法按照既定方案进行流转，将影响到医疗网络中其他医院的手术调度方案的执行。

对于不确定性问题的建模，文献中常采用随机规划或鲁棒优化方法，并使用 SAA 将不确定性模型转化为确定性模型。目前，较少有学者对考虑不确定性因素的多医院手术室协同调度问题展开研究。文献中仅有 Guo 等基于加拿大多伦多市医疗现状，研究了考虑手术时长不确定性的多医院手术室调度问题，为了求解该问题，他们使用了 SAA 并提出了两种增强分解框架[139]。

为了丰富多医院手术室协同调度问题的研究，本书第 3 章和第 4 章介绍了确定性手术室协同调度问题的不同建模与求解方法。本章将以第 4 章提出的双层优化模型为基础，考虑手术时长和术后恢复时长的不确定性，采用随机规划方法建立随机双层优化模型，并设计结合仿真技术和优化方法的蒙特卡洛优化算法，提高手术调度方案的鲁棒性，降低医院的运营成本和管理风险。

5.2　问题描述与模型构建

手术室能力管理策略是影响手术室资源利用率的重要因素，既要考虑到手术室开放时间在不同科室间如何分配和使用，也要考虑到手术室开放时间的最小调度单位是分钟还是时段。手术室能力管理策略一般包括开放式策略、分块式策略和混合策略。其中，开放式策略更加灵活，可以提高手术室资源利用率，因此第4 章问题描述中所使用的开放式策略将沿用到第 5 章。

在手术室开放时间最小调度单位的选择上，第 4 章出于应对手术时长不确定性的考量，以长度为 15 分钟的时段作为最小调度单位。该做法使得手术调度方案具备一定的鲁棒性，但同时也带来了手术时间的浪费，不能实现最大化的手术室利用效率。第 5 章直接考虑了手术时长的不确定性，并通过概率分布的方式来模拟病人手术时长，因此将以 1 分钟作为手术室开放时间的最小调度单位。此外，由于考虑不确定性的随机问题相比于确定性问题更加难以求解，为了降低问题的求解难度，本章还将第 4 章双层优化模型的优化目标中最小化医院手术室最大超时时长一项更改为最小化医院手术室总超时时长。

第 4 章实验测试结果表明双层优化模型优于集成优化模型，因此本章沿用分解优化的思想，将不确定性多医院手术室协同调度问题分解为上层多医院多日手术分配子问题和下层单医院单日手术排序子问题，并根据分解后的问题建立随机双层优化问题。在随机双层优化问题中，场景 ξ 表示所有择期病人手术时长和术后恢复时长的一种可能取值组合，场景集合 $\Xi \in R^{|P|}$ 是由所有可能取值组合构成的集合。$\phi(\xi)$ 表示场景 ξ 的发生概率，且 $\sum_{\xi \in \Xi} \phi(\xi) = 1$。

5.2.1　上层多医院多日手术分配子问题的随机优化模型

上层多医院多日手术分配子问题的随机优化模型（以下简称上层随机优化模型，ULSO[①]）的符号定义如表 5.1 所示。

表 5.1　上层随机优化模型符号定义

符号		含义
下标	h, p, s, i	医院、病人、医生、科室下标
	r, d, ξ	手术室、日期、场景下标
集合	H	医院集合，$h = 1, \cdots, |H|$，其中，$h = 1$ 为重点医院，$h = 2, \cdots, |H|$ 为普通医院
	P	病人集合，$p = 1, \cdots, |P|$
	S	医生集合，$s = 1, \cdots, |S|$
	D	规划周期的日期集合，$d = 1, \cdots, |D|$
	$H_p \subseteq H$	病人 p 可去医院集合，$h = 1, \cdots, |H_p|$
	$S_h \subseteq S$	医院 h 的医生集合，$s = 1, \cdots, |S_h|$，多点执业医生同时属于其可多点执业医院的医生集合
	$P_s \subseteq P$	医生 s 的可手术病人集合，$p = 1, \cdots, |P_s|$
	$P_i \subseteq P$	科室 i 的病人集合，$p = 1, \cdots, |P_i|$
	R_h	医院 h 的手术室集合，$r = 1, \cdots, |R_h|$
	Ω_h	医院 h 的科室集合，$i = 1, \cdots, |\Omega_h|$
	Ξ	场景集合，$\xi = 1, \cdots, |\Xi|$
参数	M	一个非常大的正整数
	l	手术室正常开放时长（分钟）
	δ	手术室最大允许超时时长（分钟）

---

① ULSO：upper-level stochastic optimization。

符号		含义
参数	$\phi(\xi)$	场景 ξ 的发生概率
	g_p^{ξ}	场景 ξ 下的病人 p 预计手术时长
	b_p^{ξ}	场景 ξ 下病人 p 预计术后恢复时长
	u_p	病人 p 的调度权重
	β_s^d	医生 s 在第 d 天的工作时长
	λ	超时惩罚权重
	w_{hd}	医院 h 在第 d 天预计空置病床数
	$w_{i,d}^i$	重点医院科室 i 在第 d 天预计空置病床数
	$c_{phh'}$	从医院 h 转院至医院 h' 的惩罚值。该惩罚值的大小跟病人的偏好相关，如转院后离家距离、转院费用等
决策变量	x_{hpsd}	$x_{hpsd}=1$，病人 p 在第 d 天于医院 h 由医生 s 主刀，否则 $x_{hpsd}=0$
	y_{hsd}	$y_{hsd}=1$，医生 s 在第 d 天于医院 h 工作，否则 $y_{hsd}=0$
	z_{hpd}	$z_{hpd}=1$，病人 p 在第 d 天于医院 h 开始进行术后恢复，否则 $z_{hpd}=0$
中间变量	$f_{phh'}$	$f_{phh'}=1$，病人 p 在医院 h 进行手术并在医院 h' 进行术后恢复
	v_{hd}^{ξ}	在场景 ξ 下，医院 h 在第 d 天的超时时长

根据上述定义，上层多医院多日手术分配子问题的随机优化模型如下：

$$\text{ULSO：Max} \sum_{h \in H} \sum_{s \in S_h} \sum_{p \in P_s} \sum_{d \in D} u_p x_{hpsd} - \sum_{p \in P} \sum_{h \in H_p} \sum_{h' \in H_p} c_{phh'} f_{phh'} - \lambda \sum_{h \in H} \sum_{d \in D} \sum_{\xi \in \Xi} \phi(\xi) v_{hd}^{\xi}$$

$$(5.1)$$

$$\text{s.t.} \sum_{h \in H_p} \sum_{s \in S_h | p \in P_s} \sum_{d \in D} x_{hpsd} \leqslant 1 \quad \forall p \in P \tag{5.2}$$

$$\sum_{h \in H | s \in S_h} y_{hsd} \leqslant 1, \forall s \in S \quad d \in D \tag{5.3}$$

$$y_{hsd} \leqslant \sum_{p \in P_s} x_{hpsd} \quad \forall d \in D, h \in H, s \in S_h \tag{5.4}$$

$$\sum_{p \in P_s} \sum_{\xi \in \Xi} \phi(\xi) g_p^{\xi} x_{hpsd} \leqslant \beta_s^d y_{hsd} \quad \forall d \in D, h \in H, s \in S_h \tag{5.5}$$

$$\sum_{s \in S_h} \sum_{p \in P_s} \sum_{\xi \in \Xi} \phi(\xi) g_p^{\xi} x_{hpsd} \leqslant |R_h| \times (l + \delta) \quad \forall h \in H, d \in D \tag{5.6}$$

$$v_{hd}^{\xi} \geqslant \sum_{s \in S_h} \sum_{p \in P_s} g_p^{\xi} x_{hpsd} - |R_h| \times l \quad \forall h \in H, d \in D, \xi \in \Xi \tag{5.7}$$

$$\sum_{p\in P_i}\sum_{j=d-b_p^\xi+1|j\in D}^{d} z_{1,pj} \leqslant w_{1,d}^i \quad \forall d\in D, i\in\Omega, \xi\in\Xi \tag{5.8}$$

$$\sum_{p\in P|h\in H_p}\sum_{j=d-b_p^\xi+1|j\in D}^{d} z_{hpj} \leqslant w_{hd} \quad \forall h\in H\setminus\{1\}, d\in D, \xi\in\Xi \tag{5.9}$$

$$\sum_{h\in H_p} z_{hpd} = \sum_{h\in H_p}\sum_{s\in S_h|p\in P_s} x_{hpsd} \quad \forall p\in P, d\in D \tag{5.10}$$

$$\sum_{h\in H_p}\sum_{h'\in H_p} f_{phh'} = \sum_{h\in H_p}\sum_{s\in S_h|p\in P_s}\sum_{d\in D} x_{hpsd} \quad \forall p\in P \tag{5.11}$$

$$f_{phh'} \geqslant 1 - M\left(2 - \sum_{s\in S_h|p\in P_s, d\in D}\sum x_{hpsd} - \sum_{d\in D} z_{h'pd}\right)$$
$$\forall p\in P, h, h'\in H_p \tag{5.12}$$

$$f_{phh'}\in[0,1] \quad \forall p\in P, h, h'\in H_p \tag{5.13}$$

$$x_{hpsd}\in\{0,1\} \quad \forall h\in H, s\in S_h, p\in P_s, d\in D \tag{5.14}$$

$$y_{hsd}\in\{0,1\} \quad \forall h\in H, s\in S_h, d\in D \tag{5.15}$$

$$z_{hpd}\in\{0,1\} \quad \forall h\in H, p\in H_p, d\in D \tag{5.16}$$

$$v_{hd}^\xi\in\left[0, |R_h|\times\delta\right] \quad \forall h\in H, d\in D, \xi\in\Xi \tag{5.17}$$

式（5.1）是随机优化模型的目标函数，即最大化调度病人的手术权重之和、最小化病人的转院权重之和及最小化医院手术室总超时时长的期望之和。式（5.2）确保每个病人最多只会安排一次手术。式（5.3）确保多点执业医生每天只能在一家医院上班。式（5.4）确保多点执业医生不会安排到没有手术任务的医院工作。式（5.5）表示医生每天手术时长不超过该天最大工作时长。式（5.6）表示已安排手术的总时长不能超过手术室总开放时长。式（5.7）用于估计各医院每天的总超时时长。式（5.8）表示当重点医院安排床位时，各科室使用的病床数量不能超过其病床总数。式（5.9）表示当普通医院安排床位时，各医院使用的病床数量不能超过其病床总数。式（5.10）表示若为病人安排手术，则必须为其安排术后恢复，且病人在手术当天即开始占用病床。式（5.11）~式（5.12）是与病人转院相关的约束，其中，式（5.11）表示只有安排手术的病人才会进行转院，式（5.12）用于判断病人是否转院。式（5.13）~式（5.17）表示决策变量的取值范围。

与第 4 章相同，每求解一次上层随机优化模型，便产生规划周期内每天每家医院的医生、病人、日期任务集合，以及病人术后恢复的具体医院。上层问题传递给下层问题的参数包括：

$S_{hd}^{(i)}$：第 i 次迭代，安排医院 h 第 d 天的医生集合。

$P_{hd}^{(i)}$：第 i 次迭代，安排医院 h 第 d 天的病人集合。

$P_{hds}^{(i)} \subseteq P_{hd}^{(i)}$：第 i 次迭代，分配给医生 s 在第 d 天于医院 h 进行手术的病人集合。

5.2.2　下层单医院单日手术排序子问题的随机优化模型

下层单医院单日手术排序子问题的随机优化模型（以下简称下层随机优化模型，LLSO[①]）中的参数表示与上层随机优化模型相同，新增相关符号定义如表 5.2 所示：

表 5.2　下层随机优化模型符号定义

符号		含义
决策变量	x_{pr}	若病人 p 在手术室 r 进行手术，则 $x_{pr}=1$，否则 $x_{pr}=0$
	w_{pkr}	若病人 p 和病人 k 被安排在同一间手术室 r，且病人 p 在病人 k 之后执行手术，则 $w_{pkr}=1$，否则 $w_{pkr}=0$
	z_{pks}	若病人 p 和病人 k 被安排给同一位医生 s，且病人 p 在病人 k 之后执行手术，则 $z_{pks}=1$，否则 $z_{pks}=0$
中间变量	o_r^{ξ}	场景 ξ 下手术室 r 的超时时长
	i_s^n	场景 ξ 下医生 s 的开始工作时间
	e_s^{ξ}	场景 ξ 下医生 s 的结束工作时间
	f_p^{ξ}	场景 ξ 下病人 p 的手术结束时间

根据上述定义，下层单医院单日手术排序子问题的随机优化模型如下：

$$\text{LLSO：} E(v_{hd}) = \text{Min} \sum_{\xi \in \Xi} \sum_{r \in R} \phi(\xi) o_r^{\xi} \qquad (5.18)$$

$$\text{s.t.} \sum_{r \in R} x_{pr} = 1 \,\forall p \in P_{hd}^{(i)} \qquad (5.19)$$

$$f_p^{\xi} \geqslant f_k^{\xi} + g_p^{\xi} x_{pr} - M(3 - w_{pkr} - x_{pr} - x_{kr}) \,\forall p, k \in P_{hd}^{(i)} \mid p < k, r \in R, \xi \in \Xi \qquad (5.20)$$

$$f_k^{\xi} \geqslant f_p^{\xi} + g_k^{\xi} x_{kr} - M(2 + w_{pkr} - x_{pr} - x_{kr}) \,\forall p, k \in P_{hd}^{(i)} \mid p < k, r \in R, \xi \in \Xi \qquad (5.21)$$

---

① LLSO：laver-level stochastic optimization。

$$f_p^\xi \geqslant f_k^\xi + g_p^\xi - M\left(3 - z_{pks} - \sum_{r \in R} x_{pr} - \sum_{r \in R} x_{kr}\right) \quad \forall s \in S_{hd}^{(i)}, p, k \in P_{hds}^{(i)} \mid p < k, \xi \in \varXi$$

$$(5.22)$$

$$f_k^\xi \geqslant f_p^\xi + g_k^\xi - M\left(2 + z_{pks} - \sum_{r \in R} x_{pr} - \sum_{r \in R} x_{kr}\right) \forall s \in S_{hd}^{(i)}, p, k \in P_{hds}^{(i)} \mid p < k, \xi \in \varXi$$

$$(5.23)$$

$$e_s^\xi \geqslant f_p^\xi - M\left(1 - \sum_{r \in R} x_{pr}\right) \quad \forall s \in S_{hd}^{(i)}, p \in P_{hds}^{(i)}, \xi \in \varXi \qquad (5.24)$$

$$i_s^\xi \leqslant f_p^\xi - g_p^\xi + M\left(1 - \sum_{r \in R} x_{pr}\right) \quad \forall s \in S_{hd}^{(i)}, p \in P_{hds}^{(i)}, \xi \in \varXi \qquad (5.25)$$

$$o_r^\xi \geqslant f_p^\xi - M\left(1 - x_{pr}\right) - l \quad \forall p \in P_{hd}^{(i)}, r \in R, \xi \in \varXi \qquad (5.26)$$

$$\sum_{\xi \in \varXi} \phi(\xi) o_r^\xi \leqslant \delta \quad \forall r \in R \qquad (5.27)$$

$$\phi(\xi)\left(e_s^\xi - i_s^\xi\right) \leqslant \beta_s \quad \forall s \in S_{hd}^{(i)} \qquad (5.28)$$

$$x_{pr} \in \{0,1\} \quad \forall p \in P_{hd}^{(i)}, r \in R \qquad (5.29)$$

$$w_{pkr} \in \{0,1\} \quad \forall p \in P \setminus \left\{\left|P_{hd}^{(i)}\right|\right\}, p < k \leqslant \left|P_{hd}^{(i)}\right|, r \in R \qquad (5.30)$$

$$z_{pks} \in \{0,1\} \quad \forall p \in P \setminus \left\{\left|P_{hd}^{(i)}\right|\right\}, p < k \leqslant \left|P_{hd}^{(i)}\right|, s \in S_{hd}^{(i)} \qquad (5.31)$$

$$i_s^\xi, e_s^\xi \geqslant 0 \quad \forall s \in S_{hd}^{(i)}, \xi \in \varXi \qquad (5.32)$$

$$f_p^\xi \geqslant g_p^\xi \quad \forall p \in P_{hd}^{(i)}, \xi \in \varXi \qquad (5.33)$$

$$o_r^\xi \geqslant 0 \quad \forall r \in R, \xi \in \varXi \qquad (5.34)$$

式（5.18）是下层随机优化模型的目标函数，表示最小化手术室超时时长的期望。式（5.19）确保所有的病人都会被安排手术。式（5.20）和式（5.21）是一对包含大 M 参数的约束条件，用于决策同一间手术室内病人的手术顺序。式（5.22）和式（5.23）也是一对包含大 M 参数的约束条件，用于决策同一个医生负责的病人的手术顺序。式（5.24）用于计算每位医生的工作结束时间。式（5.25）用于计算每位医生的工作开始时间。式（5.26）用于计算每间手术室的超时时长。式（5.27）限制期望超时时长不超过最大允许超时时长。式（5.28）限制每位医生的工作时间不超过其规定最大工作时长。式（5.29）～式（5.34）表示决策变量的取值范围。

下层随机优化模型求解后可以获得每家医院每天超时时长的真实期望值，即 $E(v_{hd})$。

随机双层优化模型 P 的真实目标值 obj^{bi} 的计算方式如下：

$$\text{obj}^{bi} = \text{obj}^{u} + \lambda \left(\sum_{h \in H} \sum_{d \in D} \sum_{\xi \in \Xi} \phi(\xi) v_{hd}^{\xi} - \sum_{h \in H} \sum_{d \in D} E(v_{hd}) \right) \quad （5.35）$$

其中，obj^{u} 表示上层随机优化模型的目标值。

5.3　蒙特卡洛优化算法设计

在求解随机优化模型时，通常需要将其转化为确定性模型。本章提出了结合仿真技术和优化方法的蒙特卡洛优化算法来求解随机双层优化问题，该算法采用 SAA 来完成确定性模型的转化。

5.3.1　抽样近似模型构建

SAA 是一种利用蒙特卡洛仿真技术来解决随机优化问题的有效方法，Kleywegt 等首次将该方法用于求解随机组合优化问题[140]。SAA 的基本思想是生成一个规模有限的随机样本，并用该随机样本的目标函数平均值逼近随机优化模型的目标函数期望值，通过多次生成并利用确定性的优化方法求解抽样平均问题，可以在较小的计算量下得到原随机优化问题的近似最优解。本章所提出的蒙特卡洛优化算法基于 Min 和 Yih 的 SAA，使用抽样近似模型 P_N 来估计随机双层优化模型 P 的最优解[141]。

抽样近似模型 P_N 是一个样本大小为 N 的确定性模型，该模型通过修改随机双层优化模型 P 得到。

1. 上层多医院多日手术分配子问题的抽样近似模型构建

构建上层多医院多日手术分配子问题的抽样近似模型（以下简称上层抽样近似模型，UL_SAA[①]），仅需要对上层随机优化模型中关于手术时长的随机参数 g_p^{ξ}，以及术后恢复时长的随机参数 b_p^{ξ} 相关约束进行修改，需修改的约束如下所示：

（1）将式（5.1）改写为式（5.36）：

$$\text{UL\_SAA: Max} \sum_{h \in H} \sum_{s \in S_h} \sum_{p \in P_s} \sum_{d \in D} u_p x_{hpsd} - \sum_{p \in P} \sum_{h \in H_p} \sum_{h' \in H_p} c_{phh'} f_{phh'} - \lambda \sum_{h \in H} \sum_{d \in D} \sum_{n=1}^{N} \frac{1}{N} v_{hd}^{n}$$

$$（5.36）$$

---

① UL_SAA：uppel level sample average approximotion。

（2）将式（5.5）改写为式（5.37）：

$$\sum_{p\in P_s}\frac{1}{N}g_p^n x_{hpsd}\leqslant \beta_s^d y_{hsd}\quad \forall d\in D, h\in H, s\in S_h, n=1,\cdots,N \tag{5.37}$$

（3）将式（5.6）改写为式（5.38）：

$$\sum_{s\in S_h}\sum_{p\in P_s}\frac{1}{N}g_p^n x_{hpsd}\leqslant |R_h|\times(l+\delta)\quad \forall h\in H, d\in D, n=1,\cdots,N \tag{5.38}$$

（4）将式（5.7）改写为式（5.39）：

$$v_{hd}^n\geqslant \sum_{s\in S_h}\sum_{p\in P_s}g_p^n x_{hpsd}-|R_h|\times l\quad \forall h\in H, d\in D, n=1,\cdots,N \tag{5.39}$$

（5）将式（5.8）改写为式（5.39）：

$$\sum_{p\in P_1}\sum_{j=d-b_p^n+1|j\in D}^{d}z_{1,pj}\leqslant w_{1,d}^i\quad \forall d\in D, i\in \Omega_1, n=1,\cdots,N \tag{5.40}$$

（6）将式（5.7）改写为式（5.39）：

$$\sum_{p\in P|h\in H_p}\sum_{j=d-b_p^n+1|j\in D}^{d}z_{hpj}\leqslant w_{hd}\quad \forall h\in H\setminus\{1\}, d\in D, n=1,\cdots,N \tag{5.41}$$

（7）将式（5.17）改写为式（5.42）：

$$v_{hd}^n\in\left[0,|R_h|\times\delta\right]\quad \forall h\in H, d\in D, n=1,\cdots,N \tag{5.42}$$

2. 下层单医院单日手术排序子问题的抽样近似模型构建

下层单医院单日手术排序子问题的抽样近似模型（以下简称下层抽样近似模型，LL_SAA[1]），需要对下层随机优化模型中关于手术时长的随机参数g_p^ξ的约束进行修改。在下层抽样近似模型中，各约束条件含义与下层随机优化模型均相同，模型具体如下：

$$\text{LL\_SAA：}v_{hd}^n=\text{Min}\sum_{n=1}^{N}\sum_{r\in R}\frac{1}{N}o_r^n \tag{5.43}$$

$$\text{s.t.}\sum_{r\in R}x_{pr}=1\quad \forall p\in P_{hd}^{(i)} \tag{5.44}$$

$$f_p^n\geqslant f_k^n+g_p^n x_{pr}-M\left(3-w_{pkr}-x_{pr}-x_{kr}\right)$$
$$\forall p,k\in P_{hd}^{(i)}\,|\,p<k, r\in R, n=1,\cdots,N \tag{5.45}$$

$$f_k^n\geqslant f_p^n+g_k^n x_{kr}-M\left(2+w_{pkr}-x_{pr}-x_{kr}\right)$$
$$\forall p,k\in P_{hd}^{(i)}\,|\,p<k, r\in R, n=1,\cdots,N \tag{5.46}$$

---

① LL_SAA：lowe level sample average approximotion。

$$f_p^n \geqslant f_k^n + g_p^n - M\left(3 - z_{pks} - \sum_{r \in R} x_{pr} - \sum_{r \in R} x_{kr}\right) \tag{5.47}$$

$$\forall s \in S_{hd}^{(i)}, p, k \in P_{hds}^{(i)} \mid p < k, n = 1, \cdots, N$$

$$f_k^n \geqslant f_p^n + g_k^n - M\left(2 + z_{pks} - \sum_{r \in R} x_{pr} - \sum_{r \in R} x_{kr}\right) \tag{5.48}$$

$$\forall s \in S_{hd}^{(i)}, p, k \in P_{hds}^{(i)} \mid p < k, n = 1, \cdots, N$$

$$e_s^n \geqslant f_p^n - M\left(1 - \sum_{r \in R} x_{pr}\right) \; \forall s \in S_{hd}^{(i)}, p \in P_{hds}^{(i)}, n = 1, \cdots, N \tag{5.49}$$

$$i_s^n \leqslant f_p^n - g_p^n + M\left(1 - \sum_{r \in R} x_{pr}\right) \; \forall s \in S_{hd}^{(i)}, p \in P_{hds}^{(i)}, n = 1, \cdots, N \tag{5.50}$$

$$o_r^n \geqslant f_p^n - M\left(1 - x_{pr}\right) - l \; \forall p \in P_{hd}^{(i)}, r \in R, n = 1, \cdots, N \tag{5.51}$$

$$\sum_{n=1}^{N} \frac{1}{|N|} o_r^n \leqslant \delta \; \forall r \in R \tag{5.52}$$

$$\sum_{n=1}^{N} \frac{1}{|N|} \left(e_s^n - i_s^n\right) \leqslant \beta_s \; \forall s \in S_{hd}^{(i)}, n = 1, \cdots, N \tag{5.53}$$

$$x_{pr} \in \{0,1\} \; \forall p \in P_{hd}^{(i)}, r \in R \tag{5.54}$$

$$w_{pkr} \in \{0,1\} \; \forall p \in P \setminus \left\{\left|P_{hd}^{(i)}\right|\right\}, p < k \leqslant \left|P_{hd}^{(i)}\right|, r \in R \tag{5.55}$$

$$z_{pks} \in \{0,1\} \; \forall p \in P \setminus \left\{\left|P_{hd}^{(i)}\right|\right\}, p < k \leqslant \left|P_{hd}^{(i)}\right|, s \in S_{hd}^{(i)} \tag{5.56}$$

$$i_s^n, \; e_s^n \geqslant 0 \; \forall s \in S_{hd}^{(i)}, n = 1, \cdots, N \tag{5.57}$$

$$f_p^n \geqslant g_p^n \; \forall p \in P_{hd}^{(i)}, n = 1, \cdots, N \tag{5.58}$$

$$o_r^n \geqslant 0 \; \forall r \in R, n = 1, \cdots, N \tag{5.59}$$

5.3.2　蒙特卡洛优化算法框架

通常情况下，抽样近似模型 P_N 的可靠性会随着样本规模的增大而提高，但是模型的复杂度也将呈指数级增加。当使用 SAA 时为了降低模型求解难度，通常会限制样本规模，并采用重复求解多个独立同分布的抽样近似模型 P_N 的方式来提高结果的可靠性。蒙特卡洛优化算法的实现步骤如下所示。

步骤 1：小样本生成。随机生成 N 组规划周期内各个择期病人的预计手术时长和术后恢复时长，即 $\left(g_p, b_p\right)$ 的 N 组样本 $\left\{\left(g_p^1, b_p^1\right), \cdots, \left(g_p^n, b_p^n\right)\right\}$，$p = 1, \cdots, |P|$，$n = 1, \cdots, |N|$。

步骤 2：抽样近似模型求解。采用改进的 LB_ILS 算法求解抽样近似模型 P_N，得到近似解 X^m 和目标值 ZI_N^m。

步骤 3：大样本检验。随机生成 N' 新样本，并根据近似解 X^m 评估新样本的目标值 $ZI_{N'}^{\prime m}$。

步骤 4：重复执行步骤 1~步骤 3 M 次。

步骤 5：计算最优性指标 Gap，并输出候选解中的最好解。

可行解 X^m 的质量对于随机双层优化模型的下界估计至关重要。文献中有一种通过求解随机优化问题的期望值模型来获得可行解的方法，该方法将随机参数替换为该参数的期望值，从而消除随机变量的影响，将随机优化模型转为确定性的期望值模型。通过求解该模型可获得一个可行解。文献中的研究结论显示，通过 SAA 所获得的可行解较其他方法所获得的可行解质量更好。

在步骤 3 中，为了评估近似解 X^m 在 N' 组大样本中的目标函数值，需要检验上层抽样近似模型结果以确定可安排的病人手术分配方案 P^*，以及检验下层抽样近似模型结果以获得大样本的手术室超时时长期望。

在检验下层抽样近似模型时，为了提高效率，本章重新构建了一个检验模型。由于下层抽样近似模型的决策变量有三种，分别是 x_{pr}、w_{pkr} 和 z_{pks}。其中，x_{pr} 决定了病人 p 分配的手术室，w_{pkr} 决定了在同一间手术室内两个病人的手术次序，z_{pks} 决定了由同一医生负责的两个病人的手术次序。上述三种决策变量在评估新生成的样本 N' 时的取值将保持不变，而中间变量 f_p^n、e_s^n、i_s^n、o_r^n 由于 g_k^n 在新样本中取值的不同，取值将发生改变，故在计算真实目标函数时，将依照决策变量 x_{pr}、w_{pkr} 和 z_{pks} 确定病人的手术次序，获得下层抽样近似模型的真实超时时长，并最终汇总得出真实目标函数值 $ZI_{N'}^{\prime m}$。下层问题的检验模型如下：

$$\hat{E}(v_{hd}) = \text{Min} \sum_{n=1}^{N} \sum_{r \in R} \frac{1}{N} o_r^n \tag{5.60}$$

$$\text{s.t. } f_p^n \geq f_k^n + g_p^n \ \forall p, \ k \in P_{hd}^*, r \in R \mid p < k, \bar{w}_{pkr} = 1, n = 1, \cdots, N \tag{5.61}$$

$$f_p^n \geq f_k^n + g_p^n \ \forall s \in S_{hd}, p, k \in P_{hds}^* \mid p < k, \bar{z}_{pks} = 1, n = 1, \cdots, N \tag{5.62}$$

$$o_r^n \geq f_p^n - l \ \forall p \in P_{hd}^*, r \in R, \bar{x}_{pr} = 1, n = 1, \cdots, N \tag{5.63}$$

$$f_p^n \geq g_p^n \ \forall p \in P_{hd}^*, n = 1, \cdots, N \tag{5.64}$$

通过求解上述模型，可以获得真实的样本超时时长期望 $\hat{E}(v_{hd})$，根据式（5.65）的计算可获得真实目标值 $\widehat{obj}^{bi}$。

$$\widehat{obj}^{bi} = \sum_{p\in P^*} u_p - \sum_{p\in P^*,h,h'\in H_p|f_{phh'}=1} c_{phh'} - \lambda \sum_{h\in H}\sum_{d\in D} \hat{E}(v_{hd}) \qquad (5.65)$$

步骤 5 中的最优性指标 Gap 计算公式如下：

$$Gap = \frac{ZI_N^M - ZI_{N'}^{'M}}{ZI_N^M} \qquad (5.66)$$

其中，$ZI_{N'}^{'M}$ 和 ZI_N^M 计算公式如下：

$$ZI_{N'}^{'M} = \frac{1}{M}\sum_{m=1}^{M} ZI_{N'}^{'m} \qquad (5.67)$$

$$ZI_N^M = \frac{1}{M}\sum_{m=1}^{M} ZI_N^m \qquad (5.68)$$

在蒙特卡洛优化算法中，$ZI_{N'}^{'M}$ 和 ZI_N^M 分别表示统计下界和统计上界。由于抽样近似模型 P_N 仅考虑了样本的最优目标值 ZI_N^m，而该最优目标值 ZI_N^m 对于随机双层优化模型所考虑的现实情况而言是一个上界，因此 ZI_N^M 是统计上界。假设 ZI^* 是随机双层优化模型的最优目标值，ZI_N 是抽样平均近似模型最优目标值，则 ZI_N^M 是 $E\left[ZI_N^M\right]$ 的无偏统计量，并且 $ZI_N^M = E\left[ZI_N^M\right] \geqslant ZI^*$。由于抽样近似模型的最优解 $\bar{x}$ 是随机双层优化模型的一个次优解，则通过该解估计的真实目标函数值 $ZI_{N'}^{'M}$ 是随机双层优化模型的一个下界，故 $ZI_{N'}^{'M}$ 是统计下界，可行解 $\bar{x}$ 是随机双层优化模型的目标函数值的无偏估计量，且 $ZI_{N'}^{'M} \leqslant ZI^*$。因此，最优性指标可以通过式（5.68）计算得到。

5.3.3　改进节点求解算法的 LB_ILS 算法

使用 SAA 将随机双层优化模型转化为确定性的抽样近似模型后，在抽样近似模型中考虑了多种场景，且所有手术调度方案的期望超时时长必须严格满足手术室允许最大超时时长的限定，导致下层抽样近似模型可行性检查较难通过。此时，需要通过求解考虑手术重分配的下层单医院单日排序子问题的抽样近似模型（以下简称考虑手术重分配的下层抽样近似模型，RALL_SAA[①]来获得可行解，实现对不可行分配方案的修复。为了更好地对抽样近似模型进行求解，本章对 LB-ILS 算法中的节点求解算法进行了修改和增强，新的算法流程见图 5.1。

---

① RALL_SAA：reassignmet lower level sample average approximation。

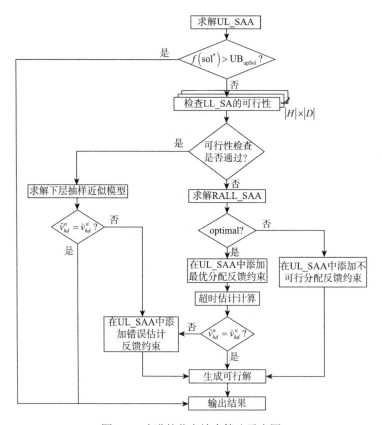

图 5.1　改进的节点搜索算法示意图

　　需要注意的是，修复不可行分配方案固然重要，但是从求解效率方面考虑，不能无限制地一直求解某个 RALL_SAA。为此，当求解 RALL_SAA 模型时，若在给定时间限制之内可以获得最优解，即获得修正后的病人分配方案，则在上层抽样近似模型中添加最优分配反馈约束，并利用式（5.39）估计修正后的病人分配方案的手术室超时时长，若估计时长与真实时长不一致，则在上层抽样近似模型中添加错误估计反馈约束。若无法求得最优解，则在上层抽样近似模型中添加不可行分配反馈约束。最后，根据修正后的病人分配方案生成抽样近似模型 P_N 的可行解。

　　在改进节点求解算法的LB_ILS算法中，不可行分配反馈约束与第4章所提出的不可行分配反馈约束相同，而错误估计反馈约束需要针对各场景进行修正，具体如式（5.69）所示：

$$\hat{v}_{hd}^n \geqslant tv_{hd}^{n,(i)}\left(1-\sum_{p\in\bar{P}_{hd}^{(i)}}\sum_{s\in\bar{S}_{hd}^{(i)}}\left(1-x_{hpsd}\right)\right)\forall\left(h,d\right)\in\varGamma^{(i)} \tag{5.69}$$

1. 考虑手术重分配的下层单医院单日排序子问题的抽样近似模型

由第 4 章可知，下层模型虽然具有解空间小、求解速度快等优点，但是不一定可以获得可行解。要解决这一问题，既可以考虑如何降低不可行子问题的出现频率，也可以研究如何将不可行解修复为可行解。第 4 章基于前者提出了下层模型的松弛约束，本小节则基于后者提出了 RALL_SAA。该模型是在下层抽样近似模型的基础上，取消强制安排所有手术，并允许下层抽样近似模型修改上层抽样近似模型传递的手术分配方案，额外决策手术分配方案使得抽样近似模型目标值最优。通过求解该子问题，一定可以获得一个可行解，以确保在进行大规模问题求解时可以在短时间内获得抽样近似模型的可行解。

RALL_SAA 可以通过将目标函数（5.43）修改为目标函数（5.70），将约束（5.44）修改为约束（5.71）获得。

$$\text{RALL\_SAA：}\ E\left(v_{hd}\right) = \text{Max} \sum_{p \in P} \sum_{r \in R} u_p x_{pr} - \sum_{n=1}^{N} \sum_{r \in R} \frac{1}{N} o_r^n \tag{5.70}$$

$$\sum_{r \in R} x_{pr} \leqslant 1 \ \ \forall p \in P_{hd}^{(i)} \tag{5.71}$$

2. 最优分配反馈约束

手术分配方案本来是通过求解上层抽样近似模型获得的，由于在 RALL_SAA 中额外决策了最优手术分配方案，为此需要通过最优分配反馈约束在上层抽样近似模型中反馈最优分配方案的相关信息，以指导后续搜索。最优分配反馈约束定义如式（5.72）和式（5.73）所示：

$$\sum_{(p,s) \in \left\{ P_{hds}^{(i)'}, S_{hd}^{(i)} \right\}} L \times x_{hpsd} + \sum_{(p,s) \in \left\{ P_{hds}^{(i)*}, S_{hd}^{(i)} \right\}} x_{hpsd} \geqslant -M \left(\sum_{(p,s) \in \{P,S\} \setminus \left\{ P_{hds}^{(i)}, S_{hd}^{(i)} \right\}} x_{hpsd} + \sum_{(p,s) \in \left\{ P_{hds}^{(i)'}, S_{hd}^{(i)} \right\}} \left(1 - x_{hpsd} \right) \right)$$
$$+ L \left| P_{hds}^{(i)'} \right| \ \forall (h,d) \in U^{(i)} \tag{5.72}$$

$$\sum_{(p,s) \in \left\{ P_{hds}^{(i)'}, S_{hd}^{(i)} \right\}} L \times x_{hpsd} + \sum_{(p,s) \in \left\{ P_{hds}^{(i)*}, S_{hd}^{(i)} \right\}} x_{hpsd} \leqslant M \left(\sum_{(p,s) \in \{P,S\} \setminus \left\{ P_{hds}^{(i)}, S_{hd}^{(i)} \right\}} x_{hpsd} + \sum_{(p,s) \in \left\{ P_{hds}^{(i)'}, S_{hd}^{(i)} \right\}} \left(1 - x_{hpsd} \right) \right)$$
$$+ L \left| P_{hds}^{(i)'} \right| \ \forall (h,d) \in U^{(i)} \tag{5.73}$$

其中，$L \gg M$，且 $L > \left| P_{hds}^{(i)} \right|$ 是一常数；$\left\{ P_{hds}^{(i)}, S_{hd}^{(i)} \right\} \subset \left\{ P_{hds}^{(i)}, S_{hd}^{(i)} \right\}$ 是最优手术分配方

案；$\left\{P_{hds}^{(i)^*},S_{hd}^{(i)}\right\}\subset\left\{P_{hds}^{(i)},S_{hd}^{(i)}\right\}$ 是原手术分配方案中被剔除的手术分配方案，即

$$\left\{P_{hds}^{(i)^*},S_{hd}^{(i)}\right\}=\left\{P_{hds}^{(i)},S_{hd}^{(i)}\right\}\setminus\left\{P_{hds}^{(i)'},S_{hd}^{(i)}\right\}。$$

同时，最优分配反馈约束将取代第 4 章中提出的不可行分配反馈约束。不可行分配反馈约束本质上是一个禁忌约束，仅用来避免后续搜索中上层抽样近似模型生成被禁忌的手术分配方案，能够反馈的信息有限，而最优分配反馈约束可以在给定的上层抽样近似模型分配方案下发挥以下作用。

（1）禁忌不可行手术分配方案 $U^{(i)}$。对于不可行手术分配方案 $U^{(i)}$，式（5.72）取值为 $L\left|P_{hds}^{(i)}\right|+\left|P_{hds}^{(i)^*}\right|\geqslant L\left|P_{hds}^{(i)'}\right|$，式（5.73）取值为 $L\left|P_{hds}^{(i)}\right|+\left|P_{hds}^{(i)^*}\right|\leqslant L\left|P_{hds}^{(i)'}\right|$，由于 $U^{(i)}$ 无法同时满足上述公式，故该手术分配方案将被剔除。

（2）确定不可行分配方案的最优重分配方案。对于不可行分配方案 $U^{(i)}$，若要使得式（5.72）和式（5.73）同时成立，则公式中变量 x_{hpsd} 取值必须与最优分配 $P_{hds}^{(i)^*}$ 一致，因此该公式可以确定不可行分配的最优重分配方案。

（3）确定不可行分配子集的最优重分配方案，增强反馈信息，更好地引导后续搜索。对于任意手术分配方案 $U^*\subseteq U^{(i)}$，即当 $\left\{P_{hds}^{(i)},S_{hd}^{(i)}\right\}\subset\left\{P_{hds}^{(i)^*},S_{hd}^{(i)}\right\}\subset\left\{P_{hds}^{(i)},S_{hd}^{(i)}\right\}$ 时，式（5.72）和式（5.73）当且仅当分配方案为 $P_{hds}^{(i)'}$ 时成立。

5.4　实 验 测 试

5.4.1　实验环境与数据集

本章提出的蒙特卡洛优化算法实现采用 MATLAB、C++和 Gurobi 的混合编程，算法中的抽样过程使用 MATLAB 编写，改进节点求解算法的 LB_ILS 算法使用 C++编写，子问题模型的求解使用通用求解器 Gurobi。所有实验测试在 Intel CoreTM i7-8700 CPU @ 3.2GHz，内存 8.00GB，Windows10 环境下执行。

除了病人手术时长外，本章实验算例的基础参数设置与第 4 章相同。由于考虑了病人手术时长的不确定性，故假设各科室病人的手术时长服从对数正态分布 $\ln g_p^{\xi}\sim N(\mu_1,\delta_1)$，这也是文献中最常用的手术时长分布，相关参数设置如表 5.3 所示。

表 5.3　算例设置

科室	均值	标准差	取值范围/分钟
科室 1	140	37	[0,480]
科室 2	150	49	[0,480]
科室 3	160	61	[0,480]

5.4.2　实验结果分析

在蒙特卡洛优化算法中，样本大小 N 是一个关键参数，其取值大小直接影响了抽样近似模型 P_N 的求解难度，以及采用抽样近似模型 P_N 的结果来估计随机双层优化模型最优解的准确性。一般来说，N 越小，P_N 的求解难度越小，但是采用该模型的解估计随机双层优化模型最优解的准确性越低，所得手术调度方案的鲁棒性也会降低。反之，N 越大，P_N 的求解难度越大，但是对随机双层优化模型评估准确性越高。因此，需要确定合适的样本大小来获得求解复杂度和手术调度方案鲁棒性之间的平衡。为了确定合适的样本大小，本章在不同取值情况下进行实验测试，N 的取值有 1，5，10，20，30，40，50，80 和 100，检验样本的大小 N' 设为 5 000，重复次数 M 设为 10。实验选择了资源配置 1 下病人规模为 90 的算例进行测试。

图 5.2 展示了抽样近似模型 P_N 的目标函数值随着样本大小 N 增大的变化趋势，表 5.4 给出相应的数值结果。在图 5.2 中，实线表示求解抽样近似模型 P_N 所获得的目标函数值，虚线表示抽样近似模型 P_N 所获得解经过大样本评估后的目标函数值。在表 5.4 中，第一列表示实验时所使用的样本大小；第二列表示抽样近似模型目标函数值的均值，即统计上界；第三列表示大样本检验后的目标函数值的均值，即统计下界；第四列表示最优性指标；第五列表示计算总耗时。

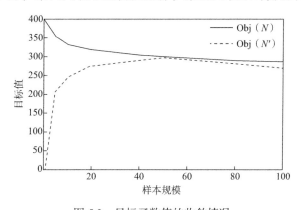

图 5.2　目标函数值的收敛情况

表 5.4　不同样本规模下的实验结果

N	ZI_N^M	$ZI_{N'}^{'M}$	Gap	时间/秒
1	395.85	−2.20	100.56%	3 145.67
5	353.90	208.80	41.00%	4 215.93
10	332.35	245.58	26.11%	5 866.05
20	318.25	276.18	13.22%	5 859.30
30	311.68	281.98	9.53%	6 622.75
40	304.48	291.86	4.14%	6 883.16
50	300.09	297.21	0.96%	7 411.53
80	288.75	280.42	2.88%	8 683.09
100	286.95	268.49	6.44%	8 136.97

分析图 5.2 和表 5.4 可以发现：

（1）抽样近似模型获得的解具有收敛性。随着样本大小 N 的逐渐增大，抽样近似模型的目标函数值快速减小，当 N=20 时，抽样近似模型的目标函数值减小速度逐渐稳定，当 N=80 时，目标函数值基本保持稳定。

（2）采用相对较小的样本大小可以获得高质量的解。随着样本规模 N 的逐渐增大，经过大样本评估后所得的目标函数值起初快速增大，随后增大速度逐渐放缓，当 N=50 时，大样本目标函数值达到最大，随后开始递减。

（3）抽样近似模型样本大小过大将导致求解质量会变差。当 N 等于 50 时，Gap=0.96%达到实验中的最小值。当 N 大于 50 时，LB_ILS 算法求解困难，Gap 逐渐增大，解的质量逐渐下降。

基于以上观察和分析，实验中将样本大小设置为 50 最为合适，设置更多的场景数将增加抽样近似模型的求解难度，且无法提高结果的质量。

5.4.3　随机双层优化模型与期望值模型对比

为了检验医院长期采用随机双层优化模型进行调度的有效性，本小节设置了一个长时间多周期的仿真实验环境，分别采用随机双层优化模型与确定性期望值模型来生成各周期的手术调度方案，并评估二者调度结果的质量。期望值模型是通过将随机双层优化模型中的随机参数 g_p^ξ、b_p^ξ 分别采用其均值 $\overline{g}_p$、$\overline{b}_p$ 替代来获得的，且采用 LB_ILS 算法进行求解。仿真实验在 MATLAB2018b 平台上完成，其过程示意图如图5.3所示,该仿真实验主要包含3个部分:①算例生成;②随机双层优化模型/期望值模型的多周期求解;③调度结果评估。

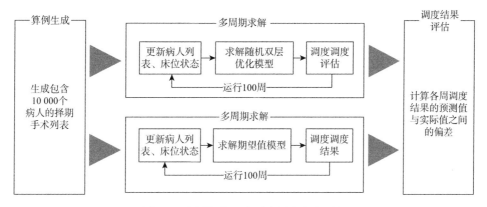

图 5.3　多周期多医院手术调度仿真过程

在此仿真实验中,需生成一个大规模的择期手术病人等待列表,病人的调度次序由在该列表中的顺序决定。在每个规划周期内,假设等待入院的病人数量是恒定的,即病人等待列表中新到达的病人数量等于已安排的病人数。此外,若实验中上一周期已安排病人的术后恢复时长超过 1 周,则会影响下一周期的可用病床数量,直到该病人出院,即在上层抽样近似模型中的预计空置病床数量 w_{hd} 会在不同规划周期间动态变化。在每个规划周期的调度结果评估阶段,若已安排但还未开始手术的病人的预计结束时间超过手术室最大开放时间,将取消该病人的手术安排。

本章实验简化了手术重调度的方式,为了避免大幅度修改正在执行的手术调度方案,一旦病人手术在本规划周期中被取消,则该病人需要等到下一规划周期才会重新进行手术调度。调度结果的评估流程如下。

(1)评估上层模型,修正可安排的病人数。

(2)评估所有下层模型。

(3)根据下层模型的评估结果,剔除结束时间超过手术室最大开放时间的病人,并修正上层模型目标值。

为了快速完成下层模型的调度结果评估,实验还构建了一个新的评估模型,求解该评估模型即可获得下层模型的手术安排结果。

评估模型仅有一个布尔型决策变量 y_p,若病人 p 被安排,则 $y_p = 1$,否则 $y_p = 0$。$\ddot{g}_p$ 为当前场景下病人实际手术时长,该评估模型如下所示:

$$\text{Max} \sum_{p \in P | \bar{x}_{pr}=1, \forall r \in R} M \times y_p - \sum_{r \subset R} o_r \qquad (5.74)$$

$$\text{s.t. } y_k \geqslant y_p \quad \forall p,k \in P_{hd}, r \in R \mid p < k, \overline{w}_{pkr} = 1 \tag{5.75}$$

$$y_k \geqslant y_p \quad \forall p,k \in P_{hd}, s \in S_{hd} \mid p < k, \overline{z}_{pks} = 1 \tag{5.76}$$

$$f_p \geqslant \ddot{g}_p y_p \quad \forall p \in P_{hd} \tag{5.77}$$

$$f_p \geqslant f_k + \ddot{g}_p y_p \quad \forall p,k \in P_{hd}, r \in R \mid p < k, \overline{w}_{pkr} = 1 \tag{5.78}$$

$$f_p \geqslant f_k + \ddot{g}_p y_p \quad \forall s \in S, p,k \in P_{hds} \mid p < k, \overline{z}_{pks} = 1 \tag{5.79}$$

$$e_s \geqslant f_p \quad \forall s \in S_{hd}, p \in P_{hds}, r \in R \tag{5.80}$$

$$i_s \leqslant f_p - \ddot{g}_p \quad \forall s \in S_{hd}, p \in P_s, r \in R \tag{5.81}$$

$$e_s - i_s \leqslant \beta_s \quad \forall s \in S_{hd} \tag{5.82}$$

$$o_r \geqslant f_p - l - M\left(1 - y_p\right) \quad \forall p \in P_{hd}, r \in R, \overline{x}_{pr} = 1 \tag{5.83}$$

$$i_s, e_s \geqslant 0, \forall s \in S_{hd} \tag{5.84}$$

$$f_p \geqslant 0 \quad \forall p \in P_{hd} \tag{5.85}$$

$$o_r \leqslant \delta \quad \forall r \in R \tag{5.86}$$

目标函数（5.74）表示最大化安排病人的数量。约束（5.75）表示被安排到同一个手术室的病人，调度次序靠前的病人必须被先安排。约束（5.76）表示被安排给同一位医生的病人，调度次序靠前的病人必须被先安排。约束（5.76）~约束（5.86）的含义与下层抽样近似模型相同。

仿真实验将在以下两种场景下测试随机双层优化模型和期望值模型的鲁棒性：①在手术室和病床不足的情况下，调度大规模病人算例；②在手术室和病床资源较多的情况下，调度小规模病人算例。因此，仿真实验中将使用以下两类算例：一是在资源配置 3 下，每个规划周期调度 90 个病人；二是在资源配置 1 下，每个规划周期调度 150 个病人。

图 5.4 给出了资源配置 3 下调度 90 个病人的仿真结果。图 5.4（a）和图 5.4（b）分别从目标值、预测与实际的差距值展示了随机双层优化模型和期望值模型的实验结果。分析图 5.4（a）可知，期望值模型的目标值总体上大于随机双层优化模型，表明在资源充足的情况下前者获得的手术调度方案的质量更好。出现这种现象的原因是，随机双层优化模型考虑到了手术时长和住院时长的不确定性，为了应对手术时长极端取值情况的发生，生成的调度方案较为保守。分析图 5.4（b）可知，随机双层优化模型获得的手术调度方案的实际值与预测值十分接近，且实际值总比预测值好，而期望值模型获得的手术调度方案的实际值与预测值差距较大，并且实际值总比预测值差，这表明随机双层优化模型给出方案的鲁棒性更强。

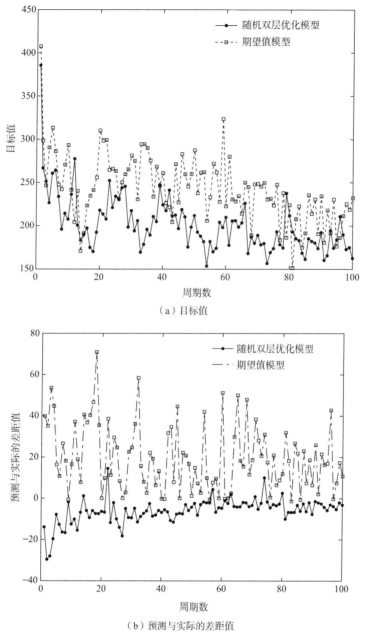

（a）目标值

（b）预测与实际的差距值

图 5.4　资源配置 3 下调度 90 个病人的仿真结果

　　图 5.5 给出了资源配置 1 下调度 150 个病人的仿真结果。分析图 5.5（a）可知，随机双层优化模型的目标值比期望值模型更好，表明在资源不足的情况下随机双层优化模型可以提供更好的手术调度方案。分析图 5.5（b）可知，随机双层

优化模型获得的手术调度方案的实际值与预测值十分接近，且实际值总比预测值更好，而期望值模型所得手术调度方案的实际值与预测值差距较大，且实际值总比预测值更差，这同样表明了随机双层优化模型的鲁棒性更强。

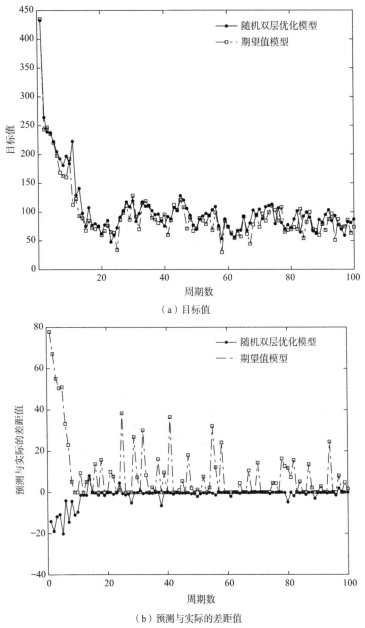

（a）目标值

（b）预测与实际的差距值

图 5.5　资源配置 1 下调度 150 个病人的仿真结果

目前，医院安排病人手术时通常使用确定性的手术时长，这类似于使用期望值模型，虽然制订手术调度方案的总手术时长不超过规划的手术时间块，但是在手术调度方案的实际执行过程中经常发生各种问题。仿真实验结果说明了在手术室调度问题中考虑手术时长等不确定性因素的必要性，也证明了随机双层优化模型的有效性。

5.5　本 章 小 结

忽略不确定性因素对手术调度方案的影响不仅会增加医院管理风险，还可能导致病人手术推迟甚至取消，威胁病人的生命健康。随着紧密型医联体逐渐成为医联体的主要模式，各成员医院的管理风险也将被放大到整个医联体中，给医联体管理者带来更大的挑战。为降低医院成本和管理风险，提高多医院手术室协同调度模式的鲁棒性，本章在第 4 章的基础上进一步研究了不确定情境下多医院手术室协同调度问题的建模方法和求解技术。

在建模方法上，本章考虑手术时长和术后恢复时长的不确定性，沿用分解优化的思想，采用随机规划方法构建了随机双层优化模型。为了实现模型的高效求解，结合仿真技术和优化方法设计了蒙特卡洛优化算法。该算法应用 SAA 将随机双层优化模型转化为样本大小为 N 的抽样近似模型，通过多轮重复采样生成多个抽样近似模型并进行求解。求解结果将在更大的样本中进行检验，从而实现对随机双层优化模型的目标估计。抽样近似模型中引入多样本导致下层问题求解困难，本章还对 LB-ILS 算法中的节点求解算法进行了改进，并提出了最优反馈约束来指导后续搜索。通过实验测试发现，随机双层优化模型获得的手术调度方案具有良好的鲁棒性。在未来的研究中可以进一步考虑急诊病人到达不确定性对多医院手术室协同调度问题的影响。

第6章 面向医联体的手术病人双向转诊服务仿真优化研究

医院与病人间的医疗资源供需不平衡问题是中国医疗卫生系统中一个备受关注的社会问题，医联体的建立和分级诊疗制度的完善为该问题的解决指明了方向。本章结合我国分级诊疗制度的试行现状，采用仿真优化方法，提出一种调度医院单个科室手术病人的医联体双向转诊模型。该模型假设医联体由一家上级医院和三家下级医院组成，通过应用基层首诊和双向转诊策略，实现提高医联体系统整体资源利用率的目的。仿真实验结果显示，引入双向转诊策略后，医联体双向转诊模型的优化目标能够提升 83.66%，证明了基层首诊和双向转诊策略对于医联体系统整体效益的提升具有非常重要的意义。

6.1 引　　言

建设医联体是我国当前医药卫生体制改革重要内容，目的是整合区域内各家医院的医疗资源，通过分级诊疗机制明确各医院分工，实现以基层首诊、双向转诊、急慢分治和上下联动为核心内容的全程化、无缝隙诊疗流程，从而提高医疗系统的整体服务效能[142]。各个国家的实践经验也证实了医疗服务体系的最佳结构应该是多层级的[143]。

一般来说，双向转诊策略包括向上转诊和向下转诊。向上转诊是指当下级医院的医疗水平难以满足病人的治疗要求时，需要将病人转入上级医院进行诊疗。向下转诊是指对于诊断明确、病情稳定的恢复期病人，如果下级医院能够满足其康复条件，应该让病人转入下级医院进行恢复。

随着仿真技术的逐渐成熟，仿真优化方法在医疗卫生领域中应用越来越广泛。Lovejoy 和 Li 使用仿真软件 MedModel 构建了医院某科室的仿真模型，通过改变医疗资源配置得出较目前现行系统成本更低的方案[144]。薛学明和薛声家使用仿真语言 GPSS/H 构建了医院门诊服务流程的仿真系统，提出了优化门诊结构的改进意见[145]。张静文和徐渝使用仿真软件 Arena 构建了病床系统的仿真模型，通过实验分析提出了医院病床数量优化方案[146]。马东彦使用仿真软件 Arena 对医院体检中心系统进行建模，通过优化体检中心的布局情况提高了体检中心的运行效率[147]。石宇强和李陈构建了医院就诊流程的仿真模型，使用了流程分析法来寻找瓶颈问题，并对瓶颈资源和瓶颈流程进行了优化[148]。Kolker 采用离散仿真方法建立了急诊科绩效特征之间的定量关系[149]。Gandhari 建立了仿真模型来优化妇产科服务系统的运行效率[150]。Harper 和 Shahani 构建了一个在个体病人层面上考虑不同类型的病人流动轨迹以及由此产生的病床需求随时间变化的仿真模型[151]。VanBerkel 和 Blake 建立了离散事件仿真模型来分析普通外科病人的候诊情况，以辅助病床容量规划决策和部门性能分析[152]。

　　关于病人转诊理论的研究，段其义等[153]、张晓玲和李红玉[154]、庞涛[155]深入探索了我国医疗服务行业中的转诊机制和政策，结合我国医药卫生体制改革中大型医院和普通医院之间的转诊制度，通过定性分析提出了有效的转诊对策。Guo 等最早开始病人转诊问题的定量研究，通过分析转诊病人的等待时间，发现优先服务转诊病人可以有效缩短病人等待时间[156]。Song 等构建了一个批量服务队列模型来模拟病人流拥塞状况，提出了利用转诊病人的激励规则来改善病人流量[157]。Li 等着眼于研究病人的向下转诊策略，采用基于排队论的绩效结果评估了医院间的合作伙伴关系[158]。Qiu 等提出根据紧迫性和严重性对医疗系统中新到病人进行预先估计和分类的规则，该规则要求对不同类别的病人采用差异化的向上转诊比例，他们据此为医院管理者提供了更为科学合理的转诊建议[159]。

　　目前，大部分关于医疗卫生系统的研究都以单家医院作为研究对象，较少涉及多家医院联合服务的模式探索。此外，采用仿真建模的方式来定量研究我国医联体背景下转诊策略的文献较少，且这些文献主要分析了单向转诊策略的效果。为此，本章基于我国大力推行的医联体政策，对医院单个科室手术病人的就诊全流程进行仿真，提出了医联体双向转诊模型，并分析了基层首诊和双向转诊策略对模型的影响。

6.2　系统仿真简介

　　在现实生活中的各行各业里，我们都能看到系统仿真思想的应用。通过对现实系统进行仿真模拟并分析其模拟结果，能够帮助使用者更加深入地了解现实系统的特性，甚至进一步改进现实系统。

6.2.1　计算机仿真技术

仿真具有十分宽泛的含义，人们通常把模拟实际系统行为的方法和手段定义为仿真。计算机仿真是一种在特定软件的支持下构建仿真模型，对系统运作方式和特征进行模拟，并利用数据进行分析和实验的方法。通过对仿真模型产生的运行结果进行合理分析，能够总结出对实际系统发展具有指导性的建议，帮助人们更好地理解或改进实际系统。目前，在快速发展的互联网技术和计算机技术的推动下，计算机仿真技术在各行各业都焕发出蓬勃生机。

仿真模型的分类具有多种方式，一般而言，学术界按照以下三种方式对仿真模型进行分类。

（1）静态与动态：静态模型是指模拟的系统与时间无关，如使用仿真软件模拟蒲丰投针问题。动态模型是指模拟的系统会随时间的变化而变化，绝大多数模型都是动态的。

（2）连续与离散：连续模型是指系统的状态在时间的影响下是连续变化的，如股市的变动。离散模型是指系统的状态仅仅在离散的时间点上进行变动，即不同时刻对应着不同的系统状态，且各个时刻之间没有必然的联系。例如，对传送带上制造品的加工过程进行仿真，制造品将在且仅在各加工机器处发生状态改变。介于连续模型和离散模型之间的还有一种特殊的模型，称为混合模型。混合模型是离散模型和连续模型的结合，即系统的状态既有随时间连续变化的部分，也有随时间离散变化的部分，如混合流水线生产系统。

（3）确定与随机：确定模型是指整个系统的输入均为确定的，没有随机过程。相对地，随机模型则是指系统的输入是一个随机过程。例如，对病人在医院的就诊过程进行仿真时，病人的到达和服务时长是一个随机过程。

6.2.2　仿真软件 Arena 简介

20 世纪 90 年代初，美国 Rockwell Software 公司开发了管理系统仿真软件Arena。Arena 软件具有高级模拟器的易用性和专用模拟语言的柔性两大优点，采用了面向对象的编程思想，用封装的方法对模块进行处理。Arena 是当今世界领先的仿真工具，在 2016 年的美国冬季仿真会议上，有近一半的学术论文都用到了Arena 软件。Arena 软件具有很好的用户界面和稳定的系统，在数据输入和输出方面十分方便，并支持可视化的建模方法，方便用户的使用和操作。

　　Arena 的建模方式分为四个层次，用户可以根据自身需求进行选择，这极大地提升了建模的灵活性。Arena 的层次建模结构图如图 6.1 所示。用户 VB、C/C++程序等编程语言构成了 Arena 建模体系的基层体系，该层次的建模效率最低，常用于十分复杂的、具有极强针对性的模型构建。第二层是 SIMAN 面板模块，由块（block）面板和元素（element）面板两类基础模块组成。这两类面板由 SIMAN 语言编写，继承了 SIMAN 语言灵活建模的特点，封装了常用的仿真逻辑，可直接用于构建仿真模型。Arena 面板位于第三层，是基础且常用的通用模板，包括支持与运送面板及常用模板。这些模板级别较高，虽然失去了底层建模的灵活性，但是功能更加丰富，构建模型的效率也更高。应用方案模板也可以称为常用系统模板，处在模型层次的第四层，这类模板的主要特点是针对性强，使得用户在特定的领域进行高效率的开发，如在高速包装、联络中心等方面具有很大的优势。总体而言，用户可以根据自己的模型需求，在这些系统已有的模块上进行模块的添加和修改。本章对医联体内单个科室手术病人的就诊全流程进行仿真时，使用第三层的多种面板和模块完成了仿真模型的构建。

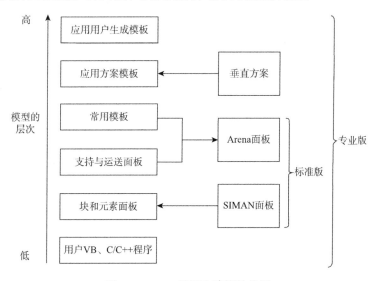

图 6.1　Arena 的层次建模结构图

6.2.3　OptQuest 优化引擎

　　OptQuest 是由 OptTek 公司开发的一种优化引擎，可被内嵌在 Arena 中使用。OptQuest 优化引擎的核心策略是使用禁忌搜索和分散搜索等启发式算法策略来寻找问题的最优解。OptQuest 的优化模型中包含目标、约束条件和控制变量三种要素，其定义和作用如表 6.1 所示。

表 6.1　OptQuest 三要素简介

要素	定义和作用
目标	由反应变量构成的表达式。OptQuest 中可以定义最大化的目标（如总利润等），也可以定义最小化的目标（如库存成本等）
约束条件	指控制变量之间、反应变量之间、控制变量和反应变量之间的制约关系。例如，在仓库设计优化仿真中，入库区、存储区和出库区的面积之和不能超过仓库的总面积
控制变量	指对模型的输出结果能够产生影响，并且使用者在建立仿真模型时能够指定数值的变量

6.3　医联体双向转诊模型构建

在使用仿真软件进行模型仿真之前，需要界定问题研究范围，明确系统和实体的运作流程，设定问题优化目标等，本节将逐一介绍上述内容。

6.3.1　问题描述与假设

医联体通常由多家不同等级的医院构成，表现为金字塔结构，等级越高的医院数量越少。本章选取一家上级综合性医院（简称上级医院）和三家下级社区医院（简称下级医院）组成两级医联体，为了清晰界定所研究的范围，对问题做出如下假设：

（1）假设上级和下级医院均拥有同一科室 X，且该科室的手术病人都需要经历手术治疗和术后恢复两个阶段。

（2）假设每家医院有其固定的服务社区，上级医院对应上级社区，下级医院对应下级社区，来自下级社区的病人在进行初次就诊（即首诊）时，可以选择对应的下级医院，也可以选择直接去上级医院；而来自上级社区的病人只能去上级医院。

（3）假设科室 X 病人的病情可以分为 3 个级别，I 类表示病情属于轻度，II 类表示病情属于中等，III 类表示病情属于严重。

（4）假设病人病情越严重，从下级医院转入上级医院进行手术的概率越大。

（5）假设对于在上级医院进行手术的病人，其病情越轻微，从上级医院转入下级医院进行术后恢复的概率越大。

（6）假设在各级医院中，病人到达服从泊松分布，泊松参数 λ 表示单位时间（小时）到达的病人数量。

（7）假设上级医院对于 I 类、II 类和III 类病人的手术成功率均为 100%，下级医院对于Ⅰ类和Ⅱ类病人的手术成功率均为 100%，而对于Ⅲ类病人的手术成功率为 0。

6.3.2 模型构建

为了更好地对医联体双向转诊模型进行描述，对涉及的符号定义如表 6.2 所示。

表 6.2　医联体双向转诊模型符号定义

符号	定义
H_j	标号为 j 的医院，其中，$j \in \{0,1,2,3\}$，H_0 代表上级医院，H_1、H_2、H_3 分别代表下级医院 1、2、3
A_j	标号为 j 的社区，其中，$j \in \{0,1,2,3\}$，A_0 代表上级社区，A_1、A_2、A_3 分别代表下级社区 1、2、3
B_j	标号为 j 的医院的病床数量
O_j	标号为 j 的医院的手术室数量
b_j	标号为 j 的医院的病床利用率
o_j	标号为 j 的医院的手术室利用率
φ	基层首诊率，即下级社区病人首次就诊时选择对应下级医院的概率
λ_j	标号为 j 的医院的病人到达率服从的泊松分布参数
$p(\mathrm{I})$、$p(\mathrm{II})$、$p(\mathrm{III})$	Ⅰ类、Ⅱ类、Ⅲ类病人人数在病人总人数中所占百分比
$\mathrm{N}(\mu,\sigma)$	病人手术时长分布服从均值为 u，方差为 σ 的正态分布（单位：小时）
u_i	第 i 类病人从下级医院转入上级医院进行手术治疗的概率，即向上转诊率，其中，1、2、3 分别对应Ⅰ类、Ⅱ类、Ⅲ类病人
r_i	第 i 类病人在上级医院完成手术后转院到下级医院进行术后恢复的概率，即术后向下转诊率，其中，$i \in \{1,2,3\}$、$r_1 \in [0.6,1]$、$r_2 \in [0.3,0.6]$、$r_3 \in [0,0.3]$
R_i	第 i 类病人从上级医院转入下级医院进行手术治疗的概率，即术前向下转诊率，其中，$i \in \{1,2,3\}$，$R_1 \in [0.6,1]$，$R_2 \in [0.3,0.6]$，$R_3 = 0$

通过对科室 X 的手术病人在医联体内的流动路径进行分析，可以获得如图 6.2 所示的医联体双向转诊流程图，其中，下级社区病人和上级社区病人的具体服务流程描述如下。

下级社区病人的就诊流程：初次就诊时，病人以 φ 的概率进入与其所在社区对应的下级医院就诊，或者直接以 $1-\varphi$ 的概率进入上级医院就诊。若病人进入下级医院就诊，经过下级医院健康诊断后有 u_i 的概率向上转诊到上级医院进行手术治疗。若病人没有向上转诊，将在下级医院进行手术治疗及术后恢复，并在康复后离开下级医院。向上转诊到上级医院的病人完成手术治疗后，若病人以 r_i 的概率向下转诊至原下级医院，则将在该下级医院进行术后恢复，直至康复后离开下级医院；否则以 $1-r_i$ 的概率留在上级医院进行术后恢复，并在康复后离开上级医院。

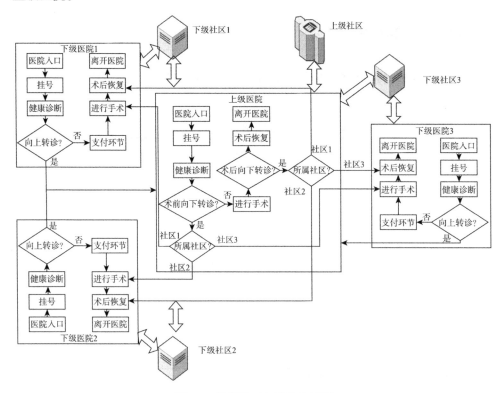

图 6.2　医联体双向转诊流程图

上级社区病人的就诊流程：病人直接进入上级医院进行健康诊断，健康诊断后病人以 R_i 的概率转入下级医院，且后续将在该下级医院进行手术治疗和术后恢复，直至康复后离开下级医院；否则病人以 $1-R_i$ 的概率留在上级医院进行手术。待手术完成之后，若病人以 r_i 的概率向下转诊至下级医院，则后续将在该下级医院进行术后恢复，直至康复后离开下级医院；否则以 $1-r_i$ 的概率留在上级医院进行术后恢复，并在康复后离开上级医院。

6.3.3　模型目标函数

若病人在上级医院完成手术治疗后选择转诊到下级医院进行术后恢复，可以利用下级医院空闲的病床资源来为上级医院的手术病人提供术后恢复服务，对于提高下级医院的病床利用率具有十分重要的作用。同样地，若上级医院病人选择术前向下转诊，将能够利用下级医院空闲的手术室资源，从而提高下级医院的手术室利用率。为了反映医联体系统的需求量与供给量之间的关系，以及分析医联体系统的总体服务效率，优化目标中还加入了系统吞吐率，即直到仿真时间结束时，在医联体中完成手术的病人数量与进入医联体的病人总数量之间的比值。

根据 6.3.1 节的符号定义，各医院的病床利用率为 $b_j\left(j\in\{0,1,2,3\}\right)$ ，手术室利用率为 $o_j\left(j\in\{0,1,2,3\}\right)$ ，整个医联体系统的吞吐率为 T ，仿真优化的主要目标是在保证上级医院高资源利用率的前提下提高下级医院的整体资源利用率及医联体系统吞吐率，因此在目标函数中上级医院资源利用率和系统吞吐率的权重系数设定为 1.5，下级医院资源利用率和系统吞吐率的权重系数设定为 1.0。医联体双向转诊模型的目标函数如式（6.1）所示。

$$\text{object} = 1.5\left(b_0 + o_0\right) + \sum_{i\in\{1,2,3\}} b_i + \sum_{j\in\{1,2,3\}} o_j + T \tag{6.1}$$

6.4　模型仿真过程介绍

本节将介绍使用 Arena 软件进行模型仿真的建模细节，包括设定仿真模型参数及解释在仿真模型中各个子模块的具体仿真实现过程。

6.4.1　仿真模型参数设定

医联体双向转诊模型中涉及的固定参数主要包括各级医院的病床数量 B_j 、手术室数量 O_j 、病人的到达率及手术时长分布。为了保证仿真模型的合理性，本节结合实际调研结果和文献数据，对仿真模型中的固定参数设定如下。

设定 1：下级医院的病床数量 B_j =30 张， $j\in\{1,2,3\}$ ；

设定 2：下级医院的手术室数量 O_j =2 间， $j\in\{1,2,3\}$ ；

设定 3：下级医院中病人到达服从参数 λ_j =1/10 的泊松分布，即平均每 10 个小时到达 1 个手术病人， $j\in\{1,2,3\}$ ；

设定 4：下级医院中病人的手术时长服从正态分布 $N(2.34,1.96)$ ；

设定 5：到达下级医院的病人类别服从离散分布 DISC（Ⅰ：0.6，Ⅱ：0.3，Ⅲ：0.1）；

设定 6：上级医院的病床数量 B_0 =75 张；

设定 7：上级医院的手术室数量 O_0 =5 间；

设定 8：上级医院病人到达服从参数 $\lambda_0=2$ 的泊松分布，即平均每 1 个小时到达 2 个病人；

设定 9：上级医院病人的手术时长服从正态分布 $N(4.36,2.37)$；

设定 10：到达上级医院的病人类别服从离散分布 DISC（Ⅰ：0.2，Ⅱ：0.3，Ⅲ：0.5）；

设定 11：仿真时长为 6 个月；

设定 12：仿真重复次数设定为 10，最终实验结果取 10 次仿真结果的平均值。

6.4.2 医联体双向转诊模型详解

本小节将详细介绍使用 Arena 软件进行仿真建模的全过程。医联体双向转诊模型主要分为上级医院子模型和下级医院子模型。模块是构建 Arena 仿真模型的基本组件，各医院子模型由病人到达模块组、病人诊断模块组、病人手术模块组、病人术后恢复模块组四部分组成。在仿真建模的过程中，需要用到的模块如表 6.3 所示。

表 6.3 Arena 模块功能一览表

模块名称	模块功能
Create	产生系统中的实体对象
Record	记录通过该模块的实体数量
Assign	当实体到达该模块时，对实体进行赋值操作
Route	具有实体转移功能，将到达的实体转移到对应的 Station 模块
Station	具有实体转移功能，将接受对应的 Route 模块转移的实体
Seize	实体到达该模块后，获取模块中设定的资源
Process	实体到达该模块后，排队接受一系列操作
Delay	实体到达该模块后，根据设定的时间参数在此停滞
Dispose	实体离开系统

1. 上级医院子模型

上级医院子模型实现了对病人到达上级医院直至完成术后恢复离开的全过程的仿真模拟，具体的仿真细节将在各个模块组中进行介绍。特别地，由于病人实体产生和转移可能会涉及不同医院，本小节将使用 GH、CH1、CH2、CH3 分别表示上级医院、下级医院 1、下级医院 2、下级医院 3。

1）上级医院病人到达模块组

上级医院病人到达模块组模拟了病人进入医院就诊前的移动过程，该模块组本质是一个病人实体产生器，用来控制和记录进入医院的各类病人的数量，其流程如图 6.3 所示，各模块的具体含义如下。

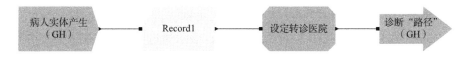

图 6.3　上级医院病人到达模块组

病人实体产生（GH）：Create 模块，其主要作用是作为病人实体（即上级社区病人）产生器，仿真模型通过设定参数 POIS(0.5)，使其能够平均每 1 个小时产生 2 个病人，以此模拟上级医院到达的病人流。

Record1：Record 模块，其作用是对到达的病人实体进行计数，每有 1 个上级社区病人实体通过该模块，便会对设定好的计数器对象进行加 1 操作。

设定转诊医院：Assign 模块，通过该模块可以对病人实体进行属性设定，其目的是确定病人向下转诊所对应的下级医院。例如，假设某一病人被设定为社区 1，那么当该病人需要向下转诊时，便会被安排至下级医院 1。在设定病人所属社区时采取均匀分布，即病人被设定为各下级社区的概率均为 1/3。

诊断"路径"（GH）：Route 模块，通过该模块的病人实体将被转移到另一个指定的模块。仿真模型将 Route 模块中的 Station name 属性设定为诊断"站"（GH），当病人实体到达该模块后将被转移到命名为诊断"站"（GH）的 Station 模块。

2）上级医院病人诊断模块组

上级医院病人诊断模块组模拟的是病人手术前的诊断过程，通过术前诊断可以划分病人类型及病人的所属社区，以确定术后恢复阶段病人的去向。该模块组的流程如图 6.4 所示，各模块的具体含义如下。

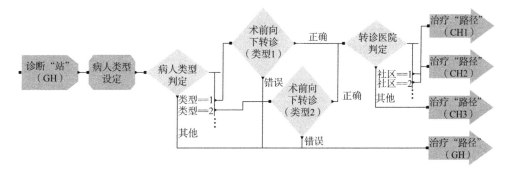

图 6.4　上级医院病人诊断模块组

诊断"站"（GH）：Station 模块，上级医院病人诊断模块组的入口，主要作用是对接上级医院病人到达模块组中的诊断"路径"（GH）模块，即病人到达诊断"路径"（GH）模块后，将被转移到诊断"站"（GH）模块。

病人类型设定：Assign 模块，作用是对病人进行类别区分和属性分配。当病人实体通过该模块时，将对该病人实体进行类别标记，仿真模型设定该模块的 Assignments 属性为 DISC(0.2,1,0.5,2,1.00,3)，表示通过该模块的病人实体分别有 20%、30%和50%的概率被标记为Ⅰ类病人、Ⅱ类病人和Ⅲ类病人。

病人类型判定：Decide 模块，设定其决策类型为 N-way-by-condition（即多个条件分支），该模块可以理解为一个条件分支语句，将对通过的病人实体进行条件判断，如果病人的类型为Ⅰ类，则病人将流动到术前向下转诊（类型 1）模块；如果病人的类型为Ⅱ类，则病人将流动到术前向下转诊（类型 2）模块；由于下级医院不能治疗Ⅲ类病人，如果病人的类型为Ⅲ类，则病人将流动到治疗"路径"（GH）模块。

术前向下转诊（类型 1）：Decide 模块，设定其决策类型为 2-way-by-chance（即 2 个条件分支），决策变量为 R_1（即Ⅰ类病人术前向下转诊率）。当Ⅰ类病人通过该模块时，将有比例为 R_1 的病人进行术前转诊，转入下级医院进行手术。

术前向下转诊（类型 2）：Decide 模块，设定其决策类型为 2-way-by-chance，决策变量为 R_2（即Ⅱ类病人术前向下转诊率）。当Ⅱ类病人通过该模块时，将有比例为 R_2 的病人进行术前转诊，转入下级医院进行手术。

转诊医院判定：Decide 模块，设定其决策类型为 N-way-by-condition。该模块将对病人实体进行条件判断，如果病人所属社区属性为 1，则病人将流动到治疗"路径"（CH1）模块；如果病人所属社区属性为 2，则病人将流动到治疗"路径"（CH2）模块；如果病人所属社区属性为 3，则病人将流动到治疗"路径"（CH3）模块。

治疗"路径"（CH1）：Route 模块，通过设定该模块的属性，当病人实体通过时将直接被转移到治疗"站"（CH1）模块。

治疗"路径"（CH2）：Route 模块，通过设定该模块的属性，当病人实体通过时将直接被转移到治疗"站"（CH2）模块。

治疗"路径"（CH3）：Route 模块，通过设定该模块的属性，当病人实体通过时将直接被转移到治疗"站"（CH3）模块。

治疗"路径"（GH）：Route模块，通过设定该模块的属性，当病人实体通过时将直接被转移到治疗"站"（GH）模块。

3）上级医院病人手术模块组

上级医院病人手术模块组较为复杂，为了更加详细地对其进行描述，该模块组将其进一步细分为四个小模块组。第一个模块组是病人手术治疗模块组；第二个模块组是社区 1 病人术后转诊模块组；第三个模块组是社区 2 病人术后转诊模块组；第四个模块组是社区 3 病人术后转诊模块组。

病人手术治疗模块组的作用是模拟病人手术治疗过程，并根据病人所属社区决策其移动去向。该模块组的流程如图 6.5 所示，各模块的具体含义如下。

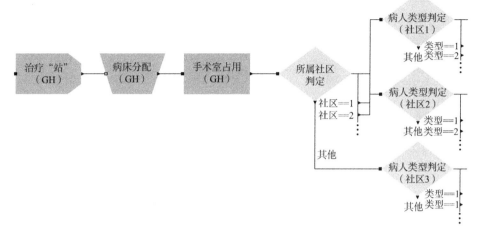

图 6.5　上级医院病人手术治疗模块组

治疗"站"（GH）：Station 模块，对接上级医院病人诊断模块组中的诊断"路径"（GH）模块。

病床分配（GH）：Seize 模块，作用是为到达该模块的病人实体分配 1 单位资源，此处资源为上级医院病床，并且病床资源的分配满足先到先服务的排队服务规则。病床资源在病人实体到达后会进行减 1 操作。

手术室占用（GH）：Process 模块，代表对病人进行手术治疗，病人在此模块将占用 1 单位的手术室资源并停留一定的时间，停留时间为该病人的手术时长，手术室资源的分配同样满足先到先服务的排队服务规则。手术室资源在病人实体到达后也会进行减 1 操作。

所属社区判定：Decide 模块，设定其决策类型为 N-way-by-condition。模块对通过的病人实体进行条件判断，如果病人的所属社区属性为 1，则病人将流动到病人类型判定（社区 1）模块；如果病人的所属社区属性为 2，则病人将流动到病人类型判定（社区 2）模块；如果病人的所属社区属性为 3，则病人将流动到病人类型判定（社区 3）模块。

病人术后转诊模块组对病人手术后的移动过程进行模拟，通过这一模块组确定病人实体进入哪家医院进行术后恢复。由于来自社区 1、社区 2、社区 3 病人的手术后移动轨迹具有相似性，故以社区 1 病人的术后转诊流程为例进行介绍。该模块的流程如图 6.6 所示，各模块的具体含义如下。

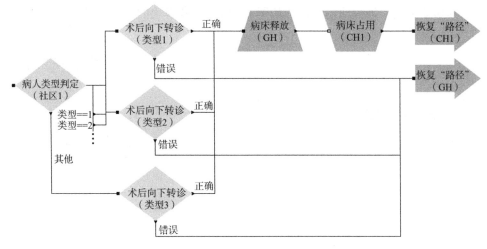

图 6.6　社区 1 病人术后转诊模块组

术后向下转诊（类型 1）：Decide 模块，设定其决策类型为 2-way-by-chance，决策变量为 r_1（即Ⅰ类病人术后向下转诊率）。当Ⅰ类病人通过该模块时，将有比例为 r_1 的病人会进行术后转诊，转入对应的下级医院（即下级医院 1）进行术后恢复。此后，病人实体将依次经过病床释放（GH）模块、病床占用（CH1）模块和恢复"路径"（CH1）模块，然后转移到下级医院 1 进行术后恢复。同样地，将有比例为 $1-r_1$ 的病人实体不会进行术后转诊，他们将通过恢复"路径"（GH）模块，在上级医院进行术后恢复。

术后向下转诊（类型 2）：Decide 模块，设定其决策类型为 2-way-by-chance，决策变量为 r_2（即Ⅱ类病人术后向下转诊率）。当Ⅱ类病人通过该模块时，将有比例为 r_2 的病人会进行术后转诊，转入对应的下级医院 1 进行术后恢复同样地，将有比例为 $1-r_2$ 的病人实体不会进行术后转诊，他们将在上级医院进行术后恢复。

术后向下转诊（类型 3）：Decide 模块，设定其决策类型为 2-way-by-chance，决策变量为 r_3（即Ⅲ类病人术后向下转诊率）。当Ⅲ类病人通过该模块时，将有比例为 r_3 的病人会进行术后转诊，转入对应的下级医院 1 进行术后恢复。同样地，将有比例为 $1-r_3$ 的病人不会进行术后转诊，他们将在上级医院进行术后恢复。

病床释放（GH）：Release 模块，当向下转诊病人通过时，该模块将释放 1 单位的上级医院病床资源，在数量关系上表现为上级医院的病床数量进行加 1 操作。

病床占用（CH1）：Seize 模块，作用是为到达该模块的病人实体分配 1 单位资源。由于通过的病人实体将向下转诊到下级医院 1 进行术后恢复，所以将为病人实体分配 1 单位下级医院 1 的病床资源，在数量关系上表现为下级医院 1 的病床数量进行减 1 操作。

恢复"路径"（CH1）：Route 模块，通过设定该模块的属性，当病人实体通过时将直接被转移到恢复"站"（CH1）模块。

恢复"路径"（GH）：Route 模块，通过设定该模块的属性，当病人实体通过时将直接被转移到恢复"站"（GH）模块。

4）上级医院病人术后恢复模块组

上级医院病人术后恢复模块组对病人在上级医院的术后恢复流程进行了模拟，核心环节是通过 Delay 模块来模拟病人占用病床资源进行术后恢复的过程，并使用 Record 模块对上级医院术后恢复病人的数量进行计数。该模块的流程如图 6.7 所示，各模块的具体含义如下。

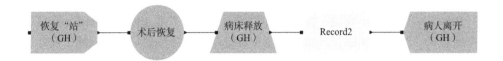

图 6.7   上级医院病人术后恢复模块组

恢复"站"（GH）：Station 模块，对接上级医院病人手术模块组中的恢复"路径"（GH）模块。

术后恢复：Delay 模块，当病人实体到达该模块处，将停留一定的时间后再开始后续流程，用以模拟病人在上级医院术后恢复所花费的时间。

病床释放（GH）：Release 模块，作用是当病人实体完成术后恢复并决定离开上级医院时，释放其占用的 1 单位上级医院病床资源，在数量关系上表现为上级医院的病床数量进行加 1 操作。

Record2：Record 模块，作用是对在上级医院完成术后恢复的病人实体进行计数，当病人实体通过该模块时，将对设定好的计数器对象进行加 1 操作。

病人离开（GH）：Dispose 模块，表明病人实体完成术后恢复并离开上级医院。

2. 下级医院子模型

由于下级医院 1~下级医院 3 的各项设置一致，本小节将以下级医院 1 的全流程仿真为例进行介绍，下级医院 2 和下级医院 3 的仿真模型可参考下级医院 1。

1）下级医院 1 病人到达模块组

与上级医院相似，下级医院 1 病人到达模块组的作用是控制下级医院到达病人实体的产生并为其设定各项属性，包括病人的到达率、病人所属下级社区和病人向上转诊概率。该模块的流程如图 6.8 所示，各模块的具体含义如下。

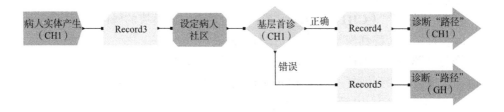

图 6.8　下级医院 1 病人到达模块组

病人实体产生（CH1）：Create 模块，其主要作用是作为病人实体（即下级社区 1 病人）产生器，仿真模型通过设定参数 POIS(10)，使其能够平均每 10 个小时产生 1 个病人，以此模拟下级医院 1 到达的病人流。

Record3：Record 模块，作用是对到达的下级社区 1 病人进行计数，每有 1 个下级社区 1 病人实体通过该模块，便会对设定好的计数器对象进行加 1 操作。

设定病人社区：Assign 模块，通过该模块可以对到达下级医院 1 的病人实体进行属性设定，如设定病人所属社区，这有助于确定病人完成手术后的向下转诊医院。由于到达下级医院 1 的病人实体均来自下级社区 1，故相应属性值均设定为下级社区 1。

基层首诊（CH1）：Decide 模块，设定其决策类型为 2-way-by-chance，决策变量为 φ（即首诊率），当 I 类病人通过该模块时，将有比例为 φ 的病人会选择下级医院 1 进行就诊，有比例为 $1-\varphi$ 的病人会选择上级医院就诊。

Record4：Record 模块，记录选择下级医院 1 进行就诊的病人数量，即下级医院 1 的病人进入量。

Record5：Record 模块，记录选择上级医院进行就诊的病人数量，即下级社区 1 直接前往上级医院就诊的病人数量。

诊断"路径"（CH1）：Route 模块，通过设定该模块的属性，当病人实体通过时将直接被转移到诊断"站"（CH1）模块。

诊断"路径"（GH）：Route 模块，通过设定该模块的属性，当病人实体通过时将直接被转移到诊断"站"（GH）模块。

2）下级医院 1 病人诊断模块组

下级医院 1 病人诊断模块组模拟了下级医院病人的类型判定和术前向上转诊过程，其流程如图 6.9 所示，各模块的具体含义如下。

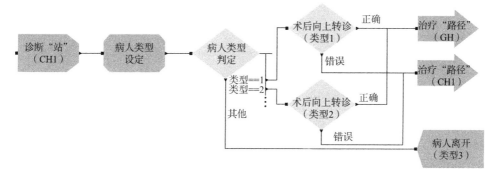

图 6.9　下级医院 1 病人诊断模块组

诊断"站"（CH1）：Station 模块，对接下级医院 1 病人到达模块组中的诊断"路径"（CH1）模块。

病人类型设定：Assign 模块，作用是对病人进行类别区分和属性分配。当病人实体通过该模块时，将对该病人实体进行类别标记，仿真模型设定该模块的 Assignments 属性为 DISC(0.6,1,0.9,2,1.00,3)，表示通过该模块的病人实体分别有 60%、30% 和 10% 的概率被标记为 Ⅰ 类病人、Ⅱ 类病人和 Ⅲ 类病人。

病人类型判定：Decide 模块，设定其决策类型为 N-way-by-condition，将对通过的病人实体进行条件判断。如果病人的类型为 Ⅰ 类，则病人将流动到术前向上转诊（类型 1）模块；如果病人的类型为 Ⅱ 类，则病人将流动到术前向上转诊（类型 2）模块；如果病人的类型为 Ⅲ 类，则病人将流动到病人离开（类型 3），直接离开下级医院 1。

术前向上转诊（类型 1）：Decide 模块，设定其决策类型为 2-way-by-chance，决策变量为 u_1（即 Ⅰ 类病人向上转诊率）。当 Ⅰ 类病人通过该模块时，将有比例为 u_1 的病人实体会进行向上转诊，转入上级医院进行手术。

术前向上转诊（类型 2）：Decide 模块，设定其决策类型为 2-way-by-chance，决策变量为 u_2（即 Ⅱ 类病人向上转诊率）。当 Ⅱ 类病人通过该模块时，将有比例为 u_2 的病人实体会进行向上转诊，转入上级医院进行手术。

治疗"路径"（GH）：Route 模块，通过设定该模块的属性，当病人实体通过时将直接被转移到治疗"站"（GH）模块。

治疗"路径"（CH1）：Route 模块，通过设定该模块的属性，当病人实体通过时将直接被转移到治疗"站"（CH1）模块。

病人离开（类型 3）：Dispose 模块，表明 Ⅲ 类病人离开下级医院 1。

3）下级医院 1 病人手术模块组

与上级医院相比，下级医院 1 病人手术模块组较为简单，主要包括对病床分配、手术治疗、手术计数环节的模拟，其流程如图 6.10 所示，各模块的具体含义如下。

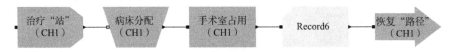

图 6.10　下级医院 1 病人手术模块组

治疗"站"（CH1）：Station 模块，对接下级医院 1 病人诊断模块组中的治疗"路径"（CH1）模块。

病床分配（CH1）：Seize 模块，作用是为到达该模块的病人实体分配 1 单位资源。此处资源为下级医院 1 病床，并且病床的分配满足先到先服务的排队服务规则。病床资源在病人实体到达后会进行减 1 操作。

手术室占用（CH1）：Process 模块，代表对病人进行手术治疗，病人在此模块将占用 1 单位的手术室资源并停留一定的时间，停留时间为该病人的手术时长。手术室资源的分配同样满足先到先服务的排队服务规则，且手术室资源在病人实体到达后也会进行减 1 操作。

Record6：Record 模块，记录在下级医院 1 完成手术治疗的病人数量。

恢复"路径"（CH1）：Route 模块，通过设定该模块的属性，当病人实体通过时将直接被转移到恢复"站"（CH1）模块。

4）下级医院 1 病人术后恢复模块组

下级医院 1 病人术后恢复模块组模拟了病人在下级医院进行术后恢复的过程，包括病床占用、病床释放和病人计数三个环节。该模块的流程如图 6.11 所示，各模块的具体含义如下。

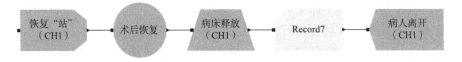

图 6.11　下级医院 1 病人术后恢复模块组

恢复"站"（CH1）：Station 模块，对接下级医院 1 病人手术模块组中的恢复"路径"（CH1）模块。

术后恢复：Delay 模块，当病人实体到达该模块处，将停留一定的时间后再开始后续流程，模拟下级医院 1 病人术后恢复所花费的时间。

病床释放（CH1）：Release 模块，作用是当病人实体完成术后恢复并决定离开下级医院 1 时，释放其占用的 1 单位下级医院病床资源，在数量关系上表现为下级医院 1 的病床数量进行加 1 操作。

Record7：Record 模块，作用是对在下级医院 1 完成术后恢复的病人进行计数，当病人实体通过该模块时，将对设定好的计数器对象进行加 1 操作。

病人离开（CH1）：Dispose 模块，表明病人实体完成术后恢复并离开下级医院 1。

6.5　实验测试

在医联体双向转诊模型中，决策变量包括基层首诊率 φ、Ⅰ 类病人向上转诊率 u_1、Ⅱ 类病人向上转诊率 u_2、Ⅰ 类病人术后向下转诊率 r_1、Ⅱ 类病人术后向下转诊率 r_2、Ⅲ 类病人术后向下转诊率 r_3、Ⅰ 类病人术前向下转诊率 R_1、Ⅱ 类病人术前向下转诊率 R_2，决策变量组合表示为（φ，u_1，u_2，r_1，r_2，r_3，R_1，R_2）。模型求解借助 Arena 仿真软件中自带的优化求解器 OptQuest 实现，该求解器利用禁忌搜索算法在可行解空间中寻找使得目标函数最优的决策变量组合的取值。

6.5.1　最优决策变量组合探讨

求解医联体双向转诊模型获得的最优决策变量组合如表 6.4 所示。为了更好地反映该模型的性能，研究中构建了无转诊服务模型作为对比模型。由于最优决策变量组合中基层首诊率为 100%，从控制变量的角度，无转诊服务模型的基层首诊率也设定为 100%，其他转诊概率（术前转诊率、术后转诊率、向上转诊率）均设定为 0。医联体双向转诊模型和无转诊服务模型的性能对比如表 6.5 所示。

表 6.4　最优决策变量组合表

决策变量	r_1	r_2	r_3	R_1	R_2	u_1	u_2	φ
最优值	100.00%	30.00%	29.90%	100.00%	60.00%	0.09%	30.01%	100.00%

表 6.5　无转诊服务模型 vs 医联体双向转诊模型

性能指标		无转诊服务模型	医联体双向转诊模型
目标函数值		4.336 7	7.964 8
病床利用率	下级医院 1	20.88%	96.30%
	下级医院 2	20.42%	96.34%
	下级医院 3	20.99%	96.29%
	上级医院	98.92%	97.34%
手术室利用率	下级医院 1	10.74%	39.44%
	下级医院 2	11.03%	39.90%
	下级医院 3	11.39%	39.54%

续表

性能指标		无转诊服务模型	医联体双向转诊模型
目标函数值		4.336 7	7.964 8
手术室利用率	上级医院	89.52%	99.63%
系统吞吐率		55.56%	93.21%

由表 6.4 和表 6.5 可知：

（1）在最优决策变量组合中，Ⅰ类病人术前向下转诊率和术后向下转诊率均达到 100%，向上转诊率接近于 0，表明Ⅰ类病人应该尽可能在下级医院进行手术治疗。

（2）医联体双向转诊模型的目标函数值比无转诊模型提升了 83.66%，下级医院的手术室利用率、病床利用率、系统吞吐率均得到了显著提升，证明了采用转诊策略的有效性。

求解最优决策变量组合所使用的工具是 Arena 软件中的 OptQuest 优化引擎，下面就如何利用 OptQuest 求解最有决策变量进行详细介绍。

图 6.12 展示了 OptQuest 优化引擎的面板信息，在导航栏中，可以根据所建仿真模型的需求选择对应的选项。以医联体双向转诊模型为例，在 Controls 选项下，选择仿真模型的决策变量为基层首诊率 φ、Ⅰ类病人向上转诊率 u_1、Ⅱ类病人向上转诊率 u_2、Ⅰ类病人术后向下转诊率 r_1、Ⅱ类病人术后向下转诊率 r_2、Ⅲ类病人术后向下转诊率 r_3、Ⅰ类病人术前向下转诊率 R_1、Ⅱ类病人术前向下转诊率 R_2。由于在 OptQuest 优化引擎设置中无法打出字母上角标，在实际设置时上述变量用 downward rate1 等进行了替代。在为仿真模型选择决策变量时，可以同时对决策变量的取值范围进行设定。例如，对于Ⅰ类病人术后向下转诊率 r_1，设定其取值范围为 60%~100%。

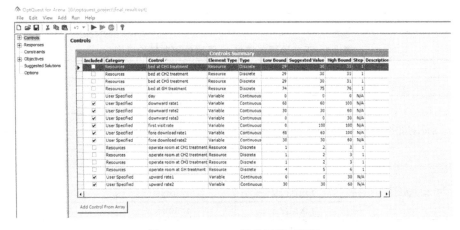

图 6.12　OptQuest 优化引擎面板图

当确定决策变量及其取值范围后，接下来需要构建约束条件和目标函数，即决策变量所要满足的一系列等式或不等式。对于本章构建的仿真模型而言，由于其约束条件在选择决策变量时已经完成，所以在 OptQuest 优化引擎的导航栏的Constraints 中不需要添加任何一个约束条件。当然，对其他仿真模型进行求解时可能需要进行这一方面的设定。目标函数的添加需要点击进入导航栏中的Objectives，Objectives 界面如图 6.13 所示。

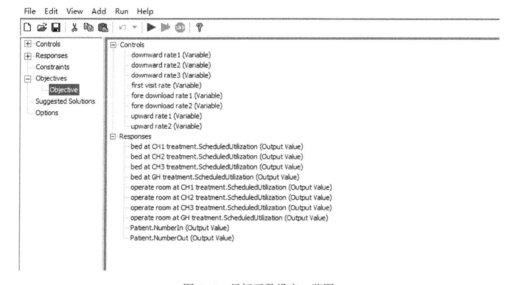

图 6.13　目标函数设定一览图

在 Objectives 界面中，选择各医院的病床资源利用率、手术室资源利用率及医联体系统的病人进入量和流出量作为反映变量（即模型的输出量），之后利用式（6.1）在 Expression 栏中进行目标函数的设定即可。

当确定仿真模型的决策变量、约束条件和目标函数后，点击 Run 即可进行求解，求解过程可以通过可视化的界面进行查看。求解过程将在目标函数结果收敛后自动停止，一般持续 2~8 分钟。

6.5.2　基层首诊策略对医联体系统的影响

基层首诊率是影响下级社区病人流动方向的重要因素之一。为了研究基层首诊率对各级医院资源利用率及系统吞吐率的影响，控制基层首诊率以外的其他决策变量保持不变，将基层首诊率作为自变量，各级医院的资源利用率和系统吞吐率作为因变量，开展仿真实验。实验中自变量 φ 的取值为 $0,10\%,20\%,\cdots,90\%$，

100%，每个取值下均重复仿真实验 10 次，根据实验结果绘制各级医院的资源利用率和系统吞吐率随基层首诊率变化折线图如图 6.14 所示。

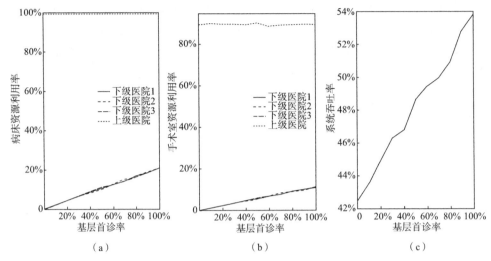

（a）   （b）   （c）

图 6.14　各级医院的资源利用率和系统吞吐率随基层首诊率变化折线图

由图 6.14 可知：随着基层首诊率的增加，下级医院的病床资源、手术室资源利用率显著提高，同时整个医联体的系统吞吐率也在稳步提升。由于上级医院的病人流量主要来自上级社区，所以基层首诊率的变化对于上级医院的资源利用率影响颇微，病床资源、手术室资源利用率几乎没有发生变化。

6.5.3　向上转诊策略对医联体系统的影响

向上转诊策略也是影响整个医联体系统运作效率的重要因素。为了研究向上转诊策略对医联体系统的影响，本小节从医联体双向转诊模型中将向上转诊策略剔除作为对比模型（称为无向上转诊模型），即该模型中只包含基层首诊、术前向下转诊和术后向下转诊策略，然后求解该模型并与医联体双向转诊模型进行对比，实验结果如表 6.6 所示。

表 6.6　无向上转诊 vs 医联体双向转诊

性能指标		无向上转诊模型	医联体双向转诊模型
目标函数值		7.909 5	7.964 8
病床利用率	下级医院 1	96.50%	96.30%
	下级医院 2	96.62%	96.34%

性能指标		无向上转诊模型	医联体双向转诊模型
目标函数值		7.909 5	7.964 8
病床利用率	下级医院 3	97.26%	96.29%
	上级医院	96.47%	97.34%
手术室利用率	下级医院 1	39.89%	39.44%
	下级医院 2	40.08%	39.90%
	下级医院 3	39.42%	39.54%
	上级医院	99.42%	99.63%
系统吞吐率		87.35%	93.21%

不难看出，无向上转诊模型与医联体双向转诊模型的目标函数值相差较小，主要原因如下：在医联体双向转诊模型中，最优的 u_1 为 0.09%，即来自下级医院的 Ⅰ 类病人几乎没有向上级医院转诊，而且来自下级医院的 Ⅲ 类病人向上转诊的数量也较少，所以医联体双向转诊模型与无向上转诊模型的主要区别在于多了 Ⅱ 类病人向上转诊。上级医院本来就人满为患，资源紧张，所以下级医院的 Ⅱ 类病人通过向上转诊至上级医院后，对于上级医院整体运作效率影响较小。因此，无向上转诊模型与医联体双向转诊模型相比，病床利用率、手术室利用率及系统吞吐率变化较小。

需要注意的是，实验结果只是表明了向上转诊策略在上级医院人满为患、下级医院资源剩余的医联体系统中无法有效发挥作用，但是在完善的医联体系统中，下级医院需承担所有病人的首诊任务，此时向上转诊策略将在各类病人的调度乃至控制、协调上级医院病人流量等方面发挥重要作用。

6.5.4　术前向下转诊策略对医联体的影响

在完善的医联体系统中，各级医院各司其职、分工协作，通过双向转诊策略将危急重症和疑难杂症病人在术前向上转诊，将诊断明确、病情缓和的恢复期病人在术后向下转诊。在我国，病人常常越过下级医院，直接到上级医院就诊，因此本章在模型中加入了术前向下转诊策略，希望通过将直接到上级医院就诊的病人转诊到下级医院，从而缓解上级医院资源短缺压力并提高下级医院的资源利用率。本小节沿用 6.5.2 小节中的研究思路，通过对比无术前转诊模型与医联体双向转诊模型，来分析术前向下转诊策略对整个医联体系统的影响，实验结果如表 6.7 所示。

表 6.7　无术前向下转诊 vs 医联体双向转诊

性能指标		无 I 类病人术前转诊模型	无 II 类病人术前转诊模型	医联体双向转诊模型
目标函数值		6.922 2	6.833 9	7.964 8
病床利用率	下级医院 1	82.91%	77.01%	96.30%
	下级医院 2	82.79%	77.27%	96.34%
	下级医院 3	82.96%	78.82%	96.29%
	上级医院	98.42%	97.90%	97.34%
手术室利用率	下级医院 1	24.70%	25.60%	39.44%
	下级医院 2	24.36%	27.18%	39.90%
	下级医院 3	24.41%	26.59%	39.54%
	上级医院	99.94%	99.92%	99.63%
系统吞吐率		72.55%	74.19%	93.21%

根据表 6.7 可知，无论对于 I 类病人还是 II 类病人，如果取消其对应的术前向下转诊策略，整个医联体系统的整体效益都会发生明显下降，可见术前转诊策略对于提升下级医院的病床利用率、手术室利用率及系统吞吐率都有十分明显的效果。

6.5.5　术后向下转诊策略对医联体的影响

术后向下转诊作为影响下级医院病床利用率的另一重要因素，对于提高下级医院的病床利用率具有十分重要的作用。本小节沿用 6.5.2 小节中的研究思路，通过对比无术后转诊模型与医联体双向转诊模型，来确定术后转诊对整个医联体系统的实际影响（表 6.8）。

表 6.8　无术后向下转诊 vs 医联体双向转诊

性能指标		无术后转诊模型	医联体双向转诊模型
目标函数值		7.205 6	7.964 8
病床利用率	下级医院 1	76.78%	96.30%
	下级医院 2	77.69%	96.34%
	下级医院 3	75.45%	96.29%
	上级医院	98.20%	97.34%

续表

性能指标		无术后转诊模型	医联体双向转诊模型
目标函数值		7.205 6	7.964 8
手术室利用率	下级医院 1	41.14%	39.44%
	下级医院 2	40.79%	39.90%
	下级医院 3	41.37%	39.54%
	上级医院	90.10%	99.63%
系统吞吐率		84.89%	93.21%

　　根据表 6.8 报道的实验结果，当加入术后转诊策略后，医联体双向转诊模型中下级医院 1、2、3 的病床利用率相较于无术后转诊模型分别增加了 25.4%、24.1%、27.72%，这表明术后向下转诊策略能够显著提升下级医院的病床利用率。

6.5.6　病床和手术室资源最优配置比讨论

　　在医联体政策推行之前，医院通常根据病人需求配置其手术室资源和病床资源，所考虑目标往往是自身财政收入或者资源利用率的最大化。当医院间形成医联体之后，考虑的目标将变成医联体整体财政收入或者资源利用率的最大化，此时各医院的资源配置方案必然随之发生变化。为了探究各级医院在形成医联体后的病床与手术室资源的最优配置比，本小节对医联体双向转诊模型中的决策变量进行了扩充，将各级医院的病床和手术室数量作为决策变量，通过仿真优化软件求解获得在目标最优情况下各级医院的病床和手术室数量。实验中，仿真模型的目标函数为式（6.1)，通过仿真优化软件求得的最优决策变量组合如表 6.9 所示，在最优决策变量组合下各级医院的资源利用率和系统吞吐率如表 6.10 所示。

表 6.9　手术室资源和病床资源数量均不确定下最优决策变量组合

决策变量	r_1	r_2	r_3	R_1	R_2	u_1	u_2	α
最优值	100%	30.96%	27.09%	100%	60%	0	30%	100%
决策变量	B_0	O_0	B_1	O_1	B_2	O_2	B_3	O_3
最优值	71	5	31	1	32	1	30	1

表 6.10　手术室资源和病床资源数量均不确定下的各级医院资源利用率表

性能指标		病床和手术室资源不确定下的双向转诊模型
目标函数值		9.067 6
病床利用率	下级医院 1	96.83%
	下级医院 2	94.70%

续表

性能指标		病床和手术室资源不确定下的双向转诊模型
目标函数值		9.067 6
病床利用率	下级医院 3	96.48%
	上级医院	97.71%
手术室利用率	下级医院 1	78.93%
	下级医院 2	78.40%
	下级医院 3	78.33%
	上级医院	99.10%
系统吞吐率		87.87%

由表 6.9 和表 6.10 可知，在最优目标下，下级医院的病床与手术室资源的最优配置比约为 31：1，而下级医院的实际资源配置比为 15：1，二者存在明显差异，其主要原因如下：在医联体系统中，下级医院的病床资源需要同时服务下级医院病人和部分上级医院病人，那么在下级医院病床数量保持不变的情况下，下级医院的手术室数量应该减少。这表明各级医院在形成医联体后，下级医院病床和手术室资源的配置比例需要进行合理调整，才能保证医联体的整体效益达到最大化。

6.6　本 章 小 结

通过使用仿真技术构建医联体双向转诊模型，本章从定量研究的角度分析了双向转诊策略的有效性，发现术前向下转诊策略和术后向下转诊策略对于缓解我国大型综合性医院当前资源短缺及提高社区医院资源利用率具有重要意义。同时，实验发现，各级医院在形成医联体后，应该根据其所属层级调整资源配置。基于我国医疗服务行业的现状和本章的研究结果，有以下几点管理建议。

（1）基层首诊是分级诊疗有序开展的基石，下级社区医院应该引导病人基层首诊、就近就诊。为此，除了国家政策层面的宣传和引导外，还需要通过医联体系统促进优质医疗资源下沉，提高下级社区医院医疗水平，增强病人对下级社区医院的信任，让病人主动选择下级医院进行首诊。

（2）实验结果证明了术前向下转诊策略是提高下级医院病床和手术室利用率的有效途径。在建设医联体和完善分级诊疗制度的过程中，由于下级医院无法实现 100%的基层首诊，上级医院应该重视术前向下转诊策略的实施，通过术前向下转诊策略引导和规范不同病情的病人在合适的医院完成手术治疗与术后恢复。

（3）当各级医院形成医联体后，其医疗资源将被整合到一起，共同为病人服务。各级医院需要明确自身定位，调整各类医疗资源配置方案，进一步提升医联体整体效益。

参 考 文 献

[1] 杜少甫，谢金贵，刘作仪. 医疗运作管理：新兴研究热点及其进展[J]. 管理科学学报，2013，16（8）：1-19.

[2] Khaniyev T，Kayis E，Gullu R. Next-day operating room scheduling with uncertain surgery durations：exact analysis and heuristics[J]. European Journal of Operational Research，2020，286（1）：49-62.

[3] Yahia Z，Eltawil A B，Harraz N A. The operating room case-mix problem under uncertainty and nurses capacity constraints[J]. Health Care Management Science，2016，19（4）：383-394.

[4] 李惠，蒋大奎. 手术持续时间不确定的手术排程鲁棒优化[J]. 工业工程与管理，2012，17（5）：126-130.

[5] 孟凡睿，陈淮莉. 考虑多因素条件下的择期手术排程约束规划模型[J]. 计算机应用与软件，2018，35（12）：83-89.

[6] 王昱，唐加福，曲刚. 医院手术室运作管理：研究热点及发展方向[J]. 系统工程理论与实践，2018，38（7）：1778-1791.

[7] 朱悦，张玉林，宋旼珊. 考虑手术间及医疗团队间准备时间的手术排程[J]. 东南大学学报（自然科学版），2015，45（6）：1218-1222.

[8] Wang J，Guo H，Bakker M，et al. An integrated approach for surgery scheduling under uncertainty[J]. Computers & Industrial Engineering，2018，118：1-8.

[9] Molina-Pariente J M，Hans E W，Framinan J M. A stochastic approach for solving the operating room scheduling problem[J]. Flexible Services and Manufacturing Journal，2018，30（1）：224-251.

[10] Bai M，Storer R H，Tonkay G L. A sample gradient-based algorithm for a multiple-OR and PACU surgery scheduling problem[J]. IISE Transactions，2017，49（4）：367-380.

[11] Behmanesh R，Zandieh M. Surgical case scheduling problem with fuzzy surgery time：an advanced bi-objective ant system approach[J]. Knowledge-Based Systems，2019，186：1-16.

[12] Bovim T R，Christiansen M，Gullhav A N，et al. Stochastic master surgery scheduling[J].

European Journal of Operational Research, 2020, 285（2）: 695-711.

[13] Rath S, Rajaram K, Mahajan A. Integrated anesthesiologist and room scheduling for surgeries: methodology and application[J]. Operations Research, 2017, 65（6）: 1460-1478.

[14] Huang W, Chen P, Liu J J, et al. Dynamic configuration scheduling problem for stochastic medical resources[J]. Journal of Biomedical Informatics, 2018, 80: 96-105.

[15] Ala A, Chen F. Alternative mathematical formulation and hybrid meta-heuristics for patient scheduling problem in health care clinics[J]. Neural Computing & Applications, 2020, 32（13）: 8993-9008.

[16] Burdett R L, Kozan E. An integrated approach for scheduling health care activities in a hospital[J]. European Journal of Operational Research, 2018, 264（2）: 756-773.

[17] Jebali A, Diabat A. A stochastic model for operating room planning under capacity constraints[J]. International Journal of Production Research, 2015, 53（23/24）: 7252-7270.

[18] Al Hasan H, Gueret C, Lemoine D, et al. Surgical case scheduling with sterilising activity constraints[J]. International Journal of Production Research, 2019, 57（10）: 2984-3002.

[19] Latorre-Núñez G, Lüer-Villagra A, Marianov V, et al. Scheduling operating rooms with consideration of all resources, post anesthesia beds and emergency surgeries[J]. Computers & Industrial Engineering, 2016, 97: 248-257.

[20] Zhang B, Murali P, Dessouky M M, et al. A mixed integer programming approach for allocating operating room capacity[J]. Journal of the Operational Research Society, 2009, 60（5）: 663-673.

[21] Erdem E, Qu X, Shi J. Rescheduling of elective patients upon the arrival of emergency patients[J]. Decision Support Systems, 2012, 54（1）: 551-563.

[22] Vali-Siar M M, Gholami S, Ramezanian R. Multi-period and multi-resource operating room scheduling under uncertainty: a case study[J]. Computers & Industrial Engineering, 2018, 126: 549-568.

[23] Batun S, Denton B T, Huschka T R, et al. Operating room pooling and parallel surgery processing under uncertainty[J]. INFORMS Journal on Computing, 2011, 23（2）: 220-237.

[24] Zhang Y, Shen S, Erdogan S A. Solving 0-1 semidefinite programs for distributionally robust allocation of surgery blocks[J]. Optimization Letters, 2018, 12（7）: 1503-1521.

[25] Sagnol G, Barner C, Borndoerfer R, et al. Robust allocation of operating rooms: a cutting plane approach to handle lognormal case durations[J]. European Journal of Operational Research, 2018, 271（2）: 420-435.

[26] Bargetto R, Garaix T, Xie X. Dynamic insertion of emergency surgeries with different waiting time targets[J]. IEEE Transactions on Automation Science and Engineering, 2019, 16（1）: 87-99.

[27] Spratt B，Kozan E. An integrated rolling horizon approach to increase operating theatre efficiency[J]. Journal of Scheduling，2021，24：3-25.

[28] Zhang J，Dridi M，El Moudni A. A two-level optimization model for elective surgery scheduling with downstream capacity constraints[J]. European Journal of Operational Research，2019，276（2）：602-613.

[29] Bruni M E，Beraldi P，Conforti D. A stochastic programming approach for operating theatre scheduling under uncertainty[J]. IMA Journal of Management Mathematics，2015，26（1）：99-119.

[30] Gul S. A stochastic programming approach for appointment scheduling under limited availability of surgery turnover teams[J]. Service Science，2018，10（3）：277-288.

[31] Rachuba S，Werners B. A fuzzy multi-criteria approach for robust operating room schedules[J]. Annals of Operations Research，2017，251（1/2）：325-350.

[32] Range T M，Kozlowski D，Petersen N C. Dynamic job assignment：a column generation approach with an application to surgery allocation[J]. European Journal of Operational Research，2019，272（1）：78-93.

[33] Deng Y，Shen S，Denton B. Chance-constrained surgery planning under conditions of limited and ambiguous data[J]. INFORMS Journal on Computing，2019，31（3）：559-575.

[34] Kamran M A，Karimi B，Dellaert N. Uncertainty in advance scheduling problem in operating room planning[J]. Computers & Industrial Engineering，2018，126：252-268.

[35] Silva T A O，de Souza M C. Surgical scheduling under uncertainty by approximate dynamic programming[J]. Omega，2020，95：1-15.

[36] Arnaout J. Heuristics for the maximization of operating rooms utilization using simulation[J]. Simulation，2010，86（8/9）：573-583.

[37] Varmazyar M，Akhavan-Tabatabaei R，Salmasi N，et al. Operating room scheduling problem under uncertainty：application of continuous phase-type distributions[J]. IISE Transactions，2020，52（2）：216-235.

[38] Koppka L，Wiesche L，Schacht M，et al. Optimal distribution of operating hours over operating rooms using probabilities[J]. European Journal of Operational Research，2018，267（3）：1156-1171.

[39] Denton B T，Miller A J，Balasubramanian H J，et al. Optimal allocation of surgery blocks to operating rooms under uncertainty[J]. Operations Research，2010，58（41）：802-816.

[40] Lee S，Yih Y. Reducing patient-flow delays in surgical suites through determining start-times of surgical cases[J]. European Journal of Operational Research，2014，238（2）：620-629.

[41] 万昕乐，王恺，陈丽君. 面向择期患者的多医院手术室联合排程研究[J]. 工业工程与管理，2018，23（1）：71-78，85.

[42] Vandenberghe M, De Vuyst S, Aghezzaf E, et al. Stochastic surgery selection and sequencing under dynamic emergency break-ins[J]. Journal of the Operational Research Society, 2021, 72（6）: 1309-1329.

[43] Jung K S, Pinedo M, Sriskandarajah C, et al. Scheduling elective surgeries with emergency patients at shared operating rooms[J]. Production and Operations Management, 2019, 28（6）: 1407-1430.

[44] Zonderland M E, Boucherie R J, Litvak N, et al. Planning and scheduling of semi-urgent surgeries[J]. Health Care Management Science, 2010, 13（3）: 256-267.

[45] Wullink G, van Houdenhoven M, Hans E W, et al. Closing emergency operating rooms improves efficiency[J]. Journal of Medical Systems, 2007, 31（6）: 543-546.

[46] Ferrand Y B, Magazine M J, Rao U S. Partially flexible operating rooms for elective and emergency surgeries[J]. Decision Sciences, 2014, 45（5）: 819-847.

[47] Duma D, Aringhieri R. The management of non-elective patients: shared vs. dedicated policies[J]. Omega, 2019, 83: 199-212.

[48] Moosavi A, Ebrahimnejad S. Robust operating room planning considering upstream and downstream units: a new two-stage heuristic algorithm[J]. Computers & Industrial Engineering, 2020, 143: 1-23.

[49] Gerami F, Saidi-Mehrabad M. Stochastic reactive scheduling model for operating rooms considering the moral and human virtues[J]. Applied Ecology and Environmental Research, 2017, 15（3）: 563-592.

[50] D'Obrenan A V D B, Ridder A, Roubos D, et al. Minimizing bed occupancy variance by scheduling patients under uncertainty[J]. European Journal of Operational Research, 2020, 286（1）: 336-349.

[51] Saadouli H, Jerbi B, Dammak A, et al. A stochastic optimization and simulation approach for scheduling operating rooms and recovery beds in an orthopedic surgery department[J]. Computers & Industrial Engineering, 2015, 80: 72-79.

[52] Fuegener A, Hans E W, Kolisch R, et al. Master surgery scheduling with consideration of multiple downstream units[J]. European Journal of Operational Research, 2014, 239（1）: 227-236.

[53] Pang B, Xie X, Song Y, et al. Surgery scheduling under case cancellation and surgery duration uncertainty[J]. IEEE Transactions on Automation Science and Engineering, 2019, 16（1）: 74-86.

[54] Rahimi I, Gandomi A H. A comprehensive review and analysis of operating room and surgery scheduling[J]. Archives of Computational Methods in Engineering, 2021, 28: 1667-1688.

[55] Samudra M, van Riet C, Demeulemeester E, et al. Scheduling operating rooms:

achievements, challenges and pitfalls[J]. Journal of Scheduling, 2016, 19（5）: 493-525.

[56] van Essen J T, Hurink J L, Hartholt W, et al. Decision support system for the operating room rescheduling problem[J]. Health Care Management Science, 2012, 15（4）: 355-372.

[57] Moosavi A, Ebrahimnejad S. Scheduling of elective patients considering upstream and downstream units and emergency demand using robust optimization[J]. Computers & Industrial Engineering, 2018, 120: 216-233.

[58] Vandenberghe M, De Vuyst S, Aghezzaf E, et al. Surgery sequencing to minimize the expected maximum waiting time of emergent patients[J]. European Journal of Operational Research, 2019, 275（3）: 971-982.

[59] Noorizadegan M, Seifi A. An efficient computational method for large scale surgery scheduling problems with chance constraints[J]. Computational Optimization and Applications, 2018, 69（2）: 535-561.

[60] Denton B, Viapiano J, Vogl A. Optimization of surgery sequencing and scheduling decisions under uncertainty[J]. Health Care Management Science, 2007, 10（1）: 13-24.

[61] Zhang Y, Wang Y, Tang J, et al. Mitigating overtime risk in tactical surgical scheduling[J]. Omega, 2020, 93: 1-13.

[62] Samudra M, Demeulemeester E, Cardoen B, et al. Due time driven surgery scheduling[J]. Health Care Management Science, 2017, 20（3）: 326-352.

[63] Lamiri M, Xie X, Zhang S. Column generation approach to operating theater planning with elective and emergency patients[J]. IIE Transactions, 2008, 40（9）: 838-852.

[64] Marques I, Captivo M E. Different stakeholders' perspectives for a surgical case assignment problem: deterministic and robust approaches[J]. European Journal of Operational Research, 2017, 261（1）: 260-278.

[65] Heydari M, Soudi A. Predictive/reactive planning and scheduling of a surgical suite with emergency patient arrival[J]. Journal of Medical Systems, 2016, 40（1）: 30.

[66] Tang J, Wang Y. An adjustable robust optimisation method for elective and emergency surgery capacity allocation with demand uncertainty[J]. International Journal of Production Research, 2015, 53（23/24）: 7317-7328.

[67] van Essen J T, Bosch J M, Hans E W, et al. Reducing the number of required beds by rearranging the OR-schedule[J]. OR Spectrum, 2014, 36（3）: 585-605.

[68] Holte M, Mannino C. The implementor/adversary algorithm for the cyclic and robust scheduling problem in health-care[J]. European Journal of Operational Research, 2013, 226（3）: 551-559.

[69] Xiao G, van Jaarsveld W, Dong M, et al. Stochastic programming analysis and solutions to schedule overcrowded operating rooms in China[J]. Computers & Operations Research, 2016,

74：78-91.

[70] Atighehchian A，Sepehri M M，Shadpour P，et al. A two-step stochastic approach for operating rooms scheduling in multi-resource environment[J]. Annals of Operations Research，2020，292（1）：191-214.

[71] Wang Y，Zhang G，Zhang L，et al. A column-generation based approach for integrating surgeon and surgery scheduling[J]. IEEE Access，2018，6：41578-41589.

[72] Liu H，Zhang T，Luo S，et al. Operating room scheduling and surgeon assignment problem under surgery durations uncertainty[J]. Technology and Health Care，2018，26（2）：297-304.

[73] van Oostrum J M，van Houdenhoven M，Hurink J L，et al. A master surgical scheduling approach for cyclic scheduling in operating room departments[J]. OR Spectrum，2008，30（2）：355-374.

[74] Zhang Z，Xie X，Geng N. Dynamic surgery assignment of multiple operating rooms with planned surgeon arrival times[J]. IEEE Transactions on Automation Science and Engineering，2014，11（3）：680-691.

[75] Wang Y，Tang J，Fung R Y K. A column-generation-based heuristic algorithm for solving operating theater planning problem under stochastic demand and surgery cancellation risk[J]. International Journal of Production Economics，2014，158：28-36.

[76] 邓富民，梁学栋，刘爱军，等. 多资源约束下改进NSGA-Ⅱ算法的手术调度[J]. 系统工程理论与实践，2012，32（6）：1337-1345.

[77] Ozkarahan I. Allocation of surgical procedures to operating rooms[J]. Journal of Medical Systems，1995，19（4）：333-352.

[78] Ghazalbash S，Sepehri M M，Shadpour P，et al. Operating room scheduling in teaching hospitals[J]. Advances in Operations Research，2012，2012：1-16.

[79] Beliën J，Demeulemeester E. Building cyclic master surgery schedules with leveled resulting bed occupancy[J]. European Journal of Operational Research，2007，176（2）：1185-1204.

[80] Ma G，Demeulemeester E. A multilevel integrative approach to hospital case mix and capacity planning[J]. Computers & Operations Research，2013，40（9）：2198-2207.

[81] M'Hallah R，Visintin F. A stochastic model for scheduling elective surgeries in a cyclic master surgical schedule[J]. Computers & Industrial Engineering，2019，129：156-168.

[82] Vijayakumar B，Parikh P J，Scott R，et al. A dual bin-packing approach to scheduling surgical cases at a publicly-funded hospital[J]. European Journal of Operational Research，2013，224（3）：583-591.

[83] Marques I，Captivo M E，Vaz Pato M. An integer programming approach to elective surgery scheduling[J]. OR Spectrum，2012，34（2）：407-427.

[84] Lamiri M, Grimaud F, Xie X. Optimization methods for a stochastic surgery planning problem[J]. International Journal of Production Economics, 2009, 120（2）: 400-410.

[85] Fei H, Meskens N, Chu C. A planning and scheduling problem for an operating theatre using an open scheduling strategy[J]. Computers & Industrial Engineering, 2010, 58（2）: 221-230.

[86] Malik M M, Khan M, Abdallah S. Aggregate capacity planning for elective surgeries: a bi-objective optimization approach to balance patients waiting with healthcare costs[J]. Operations Research for Health Care, 2015, 7: 3-13.

[87] Roland B, Di Martinelly C, Riane F, et al. Scheduling an operating theatre under human resource constraints[J]. Computers & Industrial Engineering, 2010, 58（2）: 212-220.

[88] Dexter F, Birchansky L, Bernstein J M, et al. Case scheduling preferences of one surgeon's cataract surgery patients[J]. Anesthesia & Analgesia, 2009, 108（2）: 579-582.

[89] Cardoen B, Demeulemeester E, Beliën J. Optimizing a multiple objective surgical case sequencing problem[J]. International Journal of Production Economics, 2009, 119（2）: 354-366.

[90] Tànfani E, Testi A. A pre-assignment heuristic algorithm for the master surgical schedule problem（MSSP）[J]. Annals of Operations Research, 2010, 178（1）: 105-119.

[91] Aringhieri R, Landa P, Soriano P, et al. A two level metaheuristic for the operating room scheduling and assignment problem[J]. Computers & Operations Research, 2015, 54: 21-34.

[92] Zhang J, Dridi M, El Moudni A. A Markov decision model with dead ends for operating room planning considering dynamic patient priority[J]. RAIRO-Operations Research, 2019, 53（5）: 1819-1841.

[93] Eun J, Kim S, Yih Y, et al. Scheduling elective surgery patients considering time-dependent health urgency: modeling and solution approaches[J]. Omega, 2019, 86: 137-153.

[94] Xiang W, Yin J, Lim G. A short-term operating room surgery scheduling problem integrating multiple nurses roster constraints[J]. Artificial Intelligence in Medicine, 2015, 63（2）: 91-106.

[95] Wang T, Meskens N, Duvivier D. Scheduling operating theatres: mixed integer programming vs. constraint programming[J]. European Journal of Operational Research, 2015, 247（2）: 401-413.

[96] Guinet A, Chaabane S. Operating theatre planning[J]. International Journal of Production Economics, 2003, 85（1）: 69-81.

[97] Pham D, Klinkert A. Surgical case scheduling as a generalized job shop scheduling problem[J]. European Journal of Operational Research, 2008, 185（3）: 1011-1025.

[98] Silva T A O, de Souza M C, Saldanha R R, et al. Surgical scheduling with simultaneous employment of specialised human resources[J]. European Journal of Operational Research,

2015，245（3）：719-730.

[99] Jebali A，Alouane A B H，Ladet P. Operating rooms scheduling[J]. International Journal of Production Economics，2006，99（1/2）：52-62.

[100] Molina-Pariente J M，Fernandez-Viagas V，Framinan J M. Integrated operating room planning and scheduling problem with assistant surgeon dependent surgery durations[J]. Computers & Industrial Engineering，2015，82：8-20.

[101] Riise A，Mannino C，Burke E K. Modelling and solving generalised operational surgery scheduling problems[J]. Computers & Operations Research，2016，66：1-11.

[102] Vancroonenburg W，Smet P，Vanden Berghe G. A two-phase heuristic approach to multi-day surgical case scheduling considering generalized resource constraints[J]. Operations Research for Health Care，2015，7：27-39.

[103] Freeman N K，Melouk S H，Mittenthal J. A scenario-based approach for operating theater scheduling under uncertainty[J]. Manufacturing & Service Operations Management，2016，18（2）：245-261.

[104] Shylo O V，Prokopyev O A，Schaefer A J. Stochastic operating room scheduling for high-volume specialties under block booking[J]. INFORMS Journal on Computing，2013，25（4）：682-692.

[105] Wang Y，Zhang Y，Tang J. A distributionally robust optimization approach for surgery block allocation[J]. European Journal of Operational Research，2019，273（2）：740-753.

[106] Spratt B，Kozan E. A real-time reactive framework for the surgical case sequencing problem[J]. Flexible Services and Manufacturing Journal，2021，33：183-211.

[107] Gul S，Denton B T，Fowler J W. A progressive hedging approach for surgery planning under uncertainty[J]. INFORMS Journal on Computing，2015，27（4）：755-772.

[108] 郭斯琪，梁峰. 考虑紧急病患随机到达的手术排程动态优化方法研究[J]. 工业工程与管理，2019，24（2）：64-73.

[109] 白雪，罗利，李蓉梅. 医院管理中手术排程研究现状及发展前景[J]. 管理评论，2011，23（1）：121-128.

[110] Stuart K，Kozan E. Reactive scheduling model for the operating theatre[J]. Flexible Services and Manufacturing Journal，2012，24（4）：400-421.

[111] Freeman N，Zhao M，Melouk S. An iterative approach for case mix planning under uncertainty[J]. Omega，2018，76：160-173.

[112] Liu G G，Vortherms S A，Hong X. China's health reform update[J]. Annual Review of Public Health，2017，38（1）：431-448.

[113] Pan J，Qin X，Hsieh C. Is the pro-competition policy an effective solution for China's public hospital reform?[J]. Health Economics，Policy and Law，2016，11（4）：337-357.

[114] 周凌明，汪春晖，杨国斌，等. 综合性医院专病化门诊管理探讨[J]. 医学研究生学报，2011，24（10）：1077-1079.

[115] Baker A. Crossing the quality chasm: a new health system for the 21st century[J]. BMJ Clinical Research，2001，323（7322）：1192.

[116] Ahmed A，Ali H. Modeling patient preference in an operating room scheduling problem[J]. Operations Research for Health Care，2020，25：1-17.

[117] Gupta D，Wang L. Revenue management for a primary-care clinic in the presence of patient choice[J]. Operations Research，2008，56（3）：576-592.

[118] Wang J，Fung R Y K. Dynamic appointment scheduling with patient preferences and choices[J]. Industrial Management & Data Systems，2015，115（4）：700-717.

[119] 苏义，綦瑞霞，戴菲菲，等. 试论我国综合性医院的专科专病建设[J]. 医学研究生学报，2013，26（7）：741-743.

[120] 魏革. 医院多专科手术室的归口管理模式[J]. 中华护理杂志，2009，44（11）：1008-1010.

[121] Burgette L F，Mulcahy A W，Mehrotra A，et al. Estimating surgical procedure times using anesthesia billing data and operating room records[J]. Health Services Research，2017，52（1）：74-92.

[122] Marcon E，Kharraja S，Simonnet G. The operating theatre planning by the follow-up of the risk of no realization[J]. International Journal of Production Economics，2003，85（1）：83-90.

[123] 高鹏，范君晖. 协同视域下医联体的生成逻辑与路径优化研究[J]. 卫生经济研究，2018，（9）：18-20.

[124] 姚品，谢娟，刘学勇，等. 医联体模式对提升优质医疗资源可及性的研究[J]. 现代医院管理，2015，13（5）：18-22.

[125] 刘庆，王清亮，费剑春，等. 我国医疗联合体主要运行模式及存在的问题[J]. 中国医院管理，2017，37（9）：33-35.

[126] 张瑞华，赵大仁，何思长，等. 我国医联体实践的问题探析与思考[J]. 卫生经济研究，2016，（6）：12-15.

[127] 王东博，李建，卢九星，等. 我国医联体发展现状及对策探讨[J]. 中国医院，2019，23（1）：47-48.

[128] 黄培，易利华. 基于分级诊疗的区域医联体实践与思考[J]. 中国卫生质量管理，2015，22（4）：102-104.

[129] 孙涛，张淑娥，吴群红，等. 区域医疗联合体发展困境的多级递阶结构与逻辑阐释[J]. 中国医院管理，2017，37（3）：31-33.

[130] 陈昕，管仲军. 从资源整合角度浅谈区域医联体评价维度构建[J]. 中国医院，2020，

24（12）：41-42.

[131] 戴悦，林燕羡，吴韶嫣，等. 福建省紧密型县域医共体绩效评价指标体系构建[J]. 中国卫生经济，2021，40（1）：75-80.

[132] 郭贺，戴力辉，高晶磊，等. 我国县域医疗共同体建设实效评价[J]. 中国医院管理，2021，41（2）：14-17.

[133] Guido R，Conforti D. A hybrid genetic approach for solving an integrated multi-objective operating room planning and scheduling problem[J]. Computers & Operations Research，2017，87：270-282.

[134] Santibáñez P，Begen M，Atkins D. Surgical block scheduling in a system of hospitals：an application to resource and wait list management in a British Columbia health authority[J]. Health Care Management Science，2007，10（3）：269-282.

[135] Day R，Garfinkel R，Thompson S. Integrated block sharing：a win-win strategy for hospitals and surgeons[J]. Manufacturing & Service Operations Management，2012，14（4）：567-583.

[136] Roshanaei V，Luong C，Aleman D M，et al. Collaborative operating room planning and scheduling[J]. INFORMS Journal on Computing，2017，29（3）：558-580.

[137] Roshanaei V，Luong C，Aleman D M，et al. Reformulation linearization and decomposition techniques for balanced distributed operating room scheduling[J]. Omega，2020，93：1-18.

[138] Fischetti M，Lodi A. Local branching[J]. Mathematical Programming，2003，98（1/3）：23-47.

[139] Guo C，Bodur M，Aleman D M，et al. Logic-based benders decomposition and binary decision diagram based approaches for stochastic distributed operating room scheduling[J]. INFORMS Journal on Computing，2021，33（4）：1551-1569.

[140] Kleywegt A J，Shapiro A，Homem-De-Mello T. The sample average approximation method for stochastic discrete optimization[J]. SIAM Journal on Optimization，2002，12（2）：479-502.

[141] Min D，Yih Y. Scheduling elective surgery under uncertainty and downstream capacity constraints[J]. European Journal of Operational Research，2010，206（3）：642-652.

[142] 李新标. 实施分级诊疗制度的难点及对策[J]. 卫生经济研究，2017，（5）：20-22.

[143] 梁勇，张柠. 国外医疗服务体系对完善我国分级诊疗体系的启示与借鉴[J]. 中国医院，2015，19（8）：50-52.

[144] Lovejoy W S，Li Y. Hospital operating room capacity expansion[J]. Management Science，2002，48（11）：1369-1387.

[145] 薛学明，薛声家. 医院门诊服务系统的GPSS/H仿真及其结果分析[J]. 暨南大学学报（自然科学与医学版），2002，23（1）：60-65.

[146] 张静文，徐渝. 医院病床设置系统的仿真[J]. 系统工程理论方法应用，2004，13（2）：

120-122.

[147] 马东彦. 仿真建模在医院布局优化中的应用[J]. 中国医院管理, 2007, 27（2）: 51-53.

[148] 石宇强, 李陈. IE在医院就诊流程优化中的应用: 案例研究[J]. 工业工程, 2009, 12（4）: 126-130.

[149] Kolker A. Process modeling of emergency department patient flow: effect of patient length of stay on ED diversion[J]. Journal of Medical Systems, 2008, 32（5）: 389-401.

[150] Gandhari R K R. Obstetric unit capacity optimization and consolidation analysis using simulation modeling and using analytical hierarchy process[D]. Master Dissertation of the University of Akron, 2015.

[151] Harper P R, Shahani A K. Modelling for the planning and management of bed capacities in hospitals[J]. The Journal of the Operational Research Society, 2002, 53（1）: 11-18.

[152] VanBerkel P T, Blake J T. A comprehensive simulation for wait time reduction and capacity planning applied in general surgery[J]. Health Care Management Science, 2007, 10（4）: 373-385.

[153] 段其义, 尹青, 何晓娟, 等. 三甲医院与社区卫生服务中心双向转诊制度运行过程中的问题及对策分析[J]. 四川生理科学杂志, 2013, 35（1）: 31-33.

[154] 张晓玲, 李红玉. 澳大利亚的社区卫生服务模式对中国全科医学教育的启示[J]. 中国卫生事业管理, 2004, 20（2）: 99-101.

[155] 庞涛. 医联体是医改新的破局利剑[J]. 中国信息界（e医疗）, 2014,（1）: 34-41.

[156] Guo M, Li B, Wu S, et al. Effectiveness of referral incentive policy: exploring using queuing network model with blocking[C]//International Conference on Service Systems and Service Management, IEEE, 2011: 1-6.

[157] Song J, Chen W, Wang L. A block queueing network model for control patients flow congestion in urban healthcare system[J]. International Journal of Services Operations and Informatics, 2012, 7（2/3）: 82-95.

[158] Li N, Kong N, Li Q, et al. Evaluation of reverse referral partnership in a tiered hospital system-a queuing-based approach[J]. International Journal of Production Research, 2017, 55（19）: 5647-5663.

[159] Qiu Y, Song J, Liu Z. A simulation optimisation on the hierarchical health care delivery system patient flow based on multi-fidelity models[J]. International Journal of Production Research, 2016, 54（21）: 6478-6493.